Dr. med. Eberhard J. Wormer

DIABETES

Kompakt-Ratgeber

- 🩸 Symptome und Ursachen
- 🩸 Testverfahren und Therapien
- 🩸 Wirksame Selbsthilfemaßnahmen

Haben Sie Fragen an Dr. med. Eberhard J. Wormer?
Anregungen zum Buch?
Erfahrungen, die Sie mit anderen teilen möchten?

Nutzen Sie unser Internetforum:
www.mankau-verlag.de

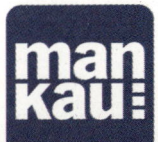

Impressum

Bibliografische Information der Deutschen Nationalbibliothek
Die Deutsche Nationalbibliothek verzeichnet diese Publikation in der
Deutschen Nationalbibliografie; detaillierte bibliografische Daten sind
im Internet über http://dnb.d-nb.de abrufbar.

Dr. med. Eberhard J. Wormer
**Diabetes – Symptome und Ursachen, Testverfahren und Therapien,
Wirksame Selbsthilfemaßnahmen**
Kompakt-Ratgeber
ISBN 978-3-86374-383-3
1. Auflage April 2017

Mankau Verlag GmbH
Postfach 13 22, D-82413 Murnau a. Staffelsee
Im Netz: www.mankau-verlag.de
Internetforum: www.mankau-verlag.de/forum

Redaktion: Dr. Natalie J. Lauer, München
Lektorat: Redaktionsbüro Diana Napolitano, Augsburg
Endkorrektorat: Susanne Langer M. A., Germering
Cover/Umschlag: Andrea Barth, Guter Punkt GmbH & Co. KG, München
Layout: X-Design, München
Satz und Gestaltung: Lydia Kühn, Aix-en-Provence, Frankreich
Energ. Beratung: Gerhard Albustin, Raum & Form, Winhöring

Abbildungen/Fotos:
© **Can Stock Photo** GemaIbarra: 4, 6–7; Bialasiewicz: 4–5, 46, 48–49; viperagp: 5, 24,
78–79, 88; iqoncept: 12/Umschlag (U3); Kuruan: 17; halfpoint: 23; iDesign: 27; maxxyus-
tas: 34; vonuk: 38; ratmaner: 40; Gti861: 43; AndreyPopov: 45; megija: 60; nebari: 67; am-
mentorp: 76; robynmac: 80; CITAlliance: 90; Boarding1Now: 95; Bagwold: 102; wjarek: 105;
margouillat: 111; rustle69: 112; fahrwasser: 114; natavkusidey: 117; chandlervid85: 119;

© **Fotolia** Yvonne Bogdanski: 109; Marek Gottschalk: 116; HLPhoto: 121; Peredniankina: 123
S. 87: Die Original-LOGI-Pyramide nach Dr. Nicolai Worm, Stand 2017, publiziert in den
Büchern zur LOGI-Methode bei systemed/www.systemed.de; Abdruck nur mit ausdrückli-
cher Genehmigung des systemed Verlages. Copyright: systemed Verlag

Druck: Westermann Druck Zwickau GmbH, Zwickau/Sachsen

»Ich bin ein Öko-Buch!«
Das im Innenteil eingesetzte EnviroTop-Recyclingpapier wird ohne zusätzliche
Bleiche, ohne optische Aufheller und ohne Strichauftrag produziert. Es besteht zu
100 % aus recyceltem Altpapier und entstammt einer CO_2-neutralen Produktion.
Das Papier trägt das Umweltzeichen »Der blaue Engel«.

Hinweis für die Leser:
Der Autor hat bei der Erstellung dieses Buches Informationen und Ratschläge mit
Sorgfalt recherchiert und geprüft, dennoch erfolgen alle Angaben ohne Gewähr.
Verlag und Autor können keinerlei Haftung für etwaige Schäden oder Nachteile über-
nehmen, die sich aus der praktischen Umsetzung der in diesem Buch vorgestellten
Anwendungen ergeben. Bitte respektieren Sie die Grenzen der Selbstbehandlung und
suchen Sie bei Erkrankungen einen erfahrenen Arzt oder Heilpraktiker auf.

Vorwort

Die Stoffwechselkrankheit Diabetes mellitus war vermutlich bereits im Alten Ägypten bekannt, ist aber heute aktueller denn je und betrifft große Teile der Bevölkerung. Diabetes mellitus, insbesondere Typ 2, gehört nach wie vor zu den großen Herausforderungen der modernen Medizin. Jenseits aller Errungenschaften, was die Therapie mit Medikamenten betrifft, gibt es eine gute Nachricht für jeden Typ-2-Diabetiker: Abbau von Übergewicht und ein gesunder Lebensstil sind in vielen Fällen so gut wirksam, dass Sie häufig auf Antidiabetika verzichten und viele Gesundheitsrisiken entschärfen können. Diese Chance sollten Sie nutzen.

Im vorliegenden Ratgeber erfahren Sie, welche Diabetes-Typen es gibt, wie Sie diese erkennen und wie Sie die Erkrankung mitsamt ihren Akutkomplikationen und Spätfolgen in den Griff bekommen können.

Eine gute Lebensqualität ist auch mit Diabetes mellitus möglich! Achten Sie auf Ihr Körpergewicht, bleiben Sie immer in Bewegung, ernähren Sie sich gesund und lecker, und vermeiden Sie unnötigen Stress. Behalten Sie Ihre Werte unter Kontrolle, und werden Sie aktiv. Es lohnt sich!

Ihr
Eberhard J. Wormer

Inhalt

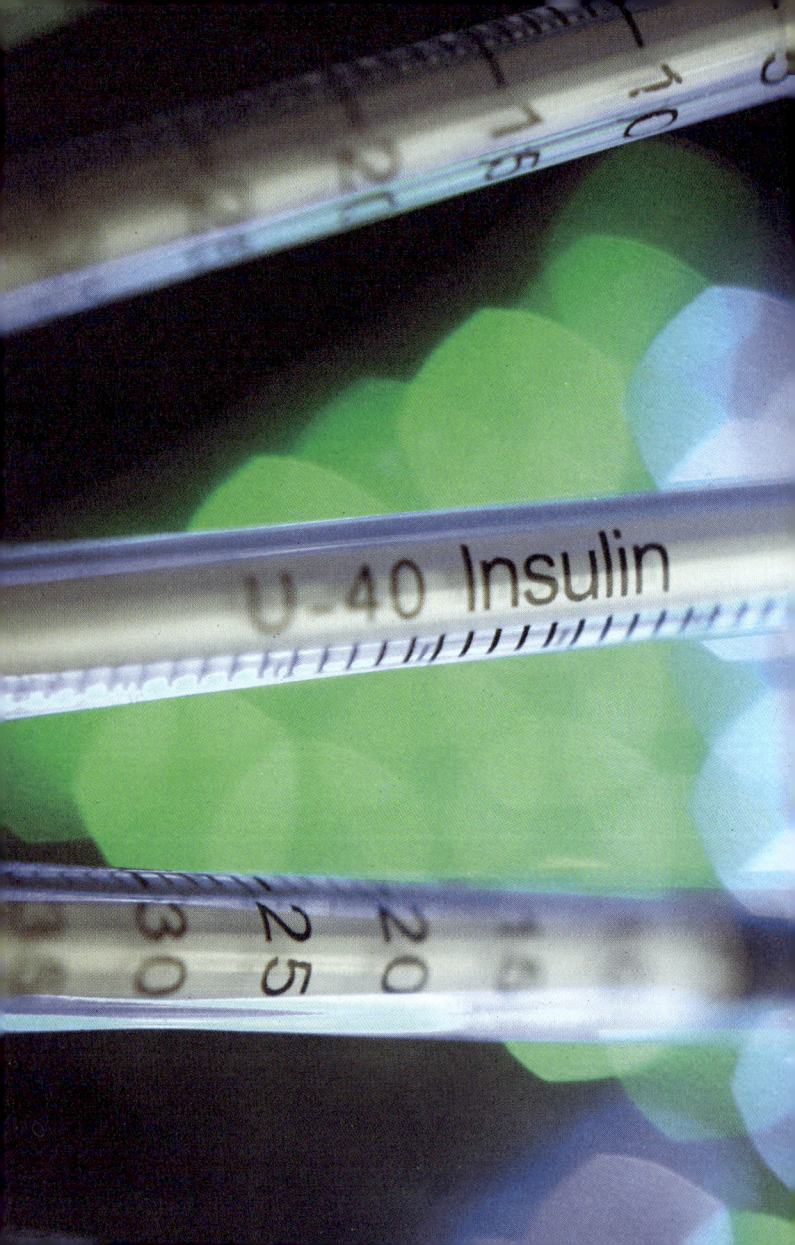

Grundlagen

Zucker (Glukose) ist ein lebenswichtiger Energieträger für alle Körperzellen. Bei Diabetes mellitus funktioniert der Zuckerstoffwechsel nicht mehr richtig. Unbehandelt drohen zahlreiche Gesundheitsstörungen und Komplikationen. Die Therapieoptionen reichen von der Gewichtsabnahme und der Normalisierung von Nährstoffmangel bis hin zu modernen Insulinpens.

Diabetes mellitus

Bei Diabetes mellitus liegt eine Störung des Zuckerstoff-wechsels mit dauerhaft erhöhtem Blutzucker (Hypergly-kämie) vor. Gesunde Menschen haben in der Regel einen Nüchternblutzuckerwert von 65 bis 100 mg/dl (Milli-gramm pro Deziliter). Bei Diabetes-Patienten findet man hingegen erhöhte Nüchternblutzuckerwerte von über 126 mg/dl. Befindet sich der Blutzuckerspiegel über der Norm, aber unterhalb des Diabetes-Wertes, spricht man von *Prädiabetes* (siehe Seite 17).

Durch die rasant ansteigende Häufigkeit von Diabetes Typ 2 ist diese Zuckerstoffwechselstörung vor allem in den westlichen Industriestaaten zu einer veritab-len Volkskrankheit avanciert. Die Zahlen des von der »Deutschen Diabetes-Hilfe« und »Deutschen Diabetes Gesellschaft« herausgegebenen Gesundheitsberichtes *Diabetes 2016* sind alarmierend:

Aktuell gibt es allein in Deutschland über sechs Millio-nen Diabetes-Patienten, und das sind nur die bekannten Fälle! Es werden täglich mehr. Die Dunkelziffer wird auf etwa ein bis zwei Millionen nicht-diagnostizierte Erkrankte geschätzt. Dabei dürfte es sich bei etwa 95 Prozent um Typ-2-Diabetes handeln.

»Nur« 300 000 Diabetes-Patienten leiden unter Typ-1-Diabetes. Neben den beiden häufigsten Diabetes-Formen von Typ 1 und 2 wurden *Diabetes Typ 3* sowie *Schwangerschaftsdiabetes* definiert.

Diabetes Typ 1

Menschen mit Diabetes Typ 1 leiden unter einer Auto-
immunerkrankung, die durch eine Störung des Immun-
systems hervorgerufen wird. Sie führt dazu, dass das
Immunsystem insulinproduzierende β(beta)-Zellen der
Langerhans-Inseln in der Bauchspeicheldrüse zerstört.
Daraus ergibt sich ein Insulinmangel. In der Folge
gelangt zu wenig Glukose in die Zellen, und es kommt zur
erhöhten Blutzuckerkonzentration. Im Blut von Betroffenen wurden Antikörper nachgewiesen, die sich gegen
die Inselzellen richten. Sie treten bereits einige Jahre vor
Auftreten der Krankheit auf.

Diabetes Typ 1 entwickelt sich innerhalb von kurzer Zeit
vor dem 40. Lebensjahr – häufig schon im Kindes- oder
Jugendalter. Bei Ausbrechen der Erkrankung liegen
die Blutzuckerspiegel etwa bei 300 bis 400 mg/dl. Im
Gegensatz zu Typ-2-Diabetikern sind Typ-1-Diabetiker
tendenziell sehr schlank oder normalgewichtig.

Genaue Hintergründe für die Entstehung von Diabetes
Typ 1 sind nicht geklärt. Vermutlich spielen neben Erb-
anlagen auch Virusinfektionen sowie Umweltfaktoren
eine Rolle.

Diabetes Typ 1 ist bislang nicht heilbar. Um akuten Stoffwechselentgleisungen und Folgekrankheiten entgegen-
zuwirken, werden Typ-1-Diabetiker mit einer individuell
auf sie abgestimmten Dosierung Insulin behandelt. Ein
gesunder Lebensstil kann zusätzlich das Wohlbefinden
steigern.

SYMPTOME DES TYP-1-DIABETES

Vermehrter Harndrang und starker Durst:
Der überschüssige Zucker (Glukose) im Blut wird über die
Niere ausgeschieden, was häufig zu starkem Harndrang
(Polyurie) führt. Häufiges Wasserlassen kann Flüssig-
keitsmangel hervorrufen, was einen ständig quälenden
Durst zur Folge hat.

Schwindel:
Bei hastigem Aufstehen können aufgrund des Flüssigkeitsdefizits heftige Schwindelgefühle auftreten.

Trockene Haut und Juckreiz:
Durch den hohen Flüssigkeitsverlust trocknet die Haut
stark aus und juckt. Es wird vermutet, dass der Juckreiz
bei Diabetikern noch weitere (nervöse) Ursachen hat.
So gibt die Nebenniere als Reaktion auf erhöhte oder
zu niedrige Blutzuckerkonzentrationen Stresshormone
(z. B. Kortisol und Adrenalin) ins Blut ab. Darüber hinaus
könnten Veränderungen der Blutgefäßwände verantwortlich für den Juckreiz sein.

TYP-1-DIABETES

Vermehrter Hunger:
Obwohl im Blut reichlich Glukose vorhanden ist, kann sie aufgrund des Insulinmangels nicht in ausreichender Menge von den Zellen aufgenommen werden, was ein starkes Hungergefühl erzeugt.

Schwäche und Müdigkeit:
Aus dem gleichen Grund fühlen sich Diabetiker außerdem häufig schlapp und müde.

Gewichtsverlust:
Häufig tritt infolge des Flüssigkeitsverlustes ein Gewichtsverlust auf. Vor allem bei Patienten mit Diabetes Typ 1 kann dies jedoch auch eine andere Ursache haben: Aufgrund der kompromittierten Blutzuckerverwertung ist die Energieversorgung der Zellen nicht mehr gewährleistet, weshalb sich der Organismus an den Fettdepots bedient, was schließlich zum Gewichtsverlust führt.

Mundgeruch:
Da der Stoffwechsel auf die Fettdepots zurückgreift, wenn der Glukosebedarf der Zellen nicht mehr ausreichend gesichert ist, wird dabei unter anderem Azeton gebildet. Dies äußert sich bei Typ-1-Diabetikern häufig in einem Azetongeruch im Atem.

Diabetes Typ 2

Beim Diabetes Typ 2 besteht eine Insulinresistenz der Körperzellen, die häufig mit Bluthochdruck und hohen Cholesterinwerten assoziiert ist. Die Bauchspeicheldrüse stellt zwar ausreichend Insulin her, allerdings reagieren die Zellen zunehmend unempfindlich auf das Hormon, bis sie letztlich gar nicht mehr auf Insulin ansprechen. Da aufgrund der Unempfindlichkeit gegenüber Insulin die Glukose nur unzureichend in die Zellen gelangt, erhöht sich die Glukosekonzentration im Blut. Um einen Ausgleich zu schaffen, wird die Insulinproduktion angekurbelt. Bleibt die Insulinresistenz unverändert bestehen, kommt es zum Diabetes Typ 2.

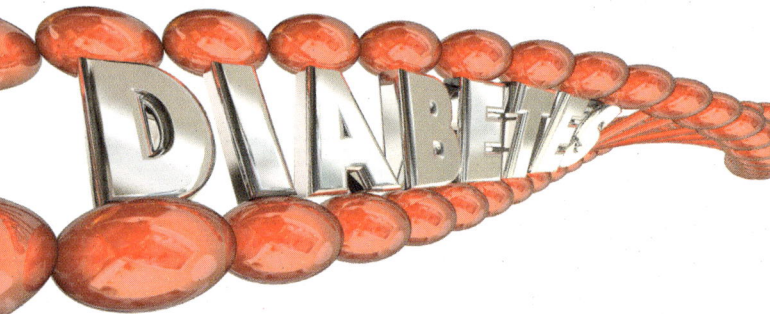

Hierbei liegt häufig eine genetische Disposition vor. Allerdings entwickelt sich die Krankheit nicht allein aus der erblichen Veranlagung heraus, sondern wird vermutlich durch eine risikobehaftete Kombination aus Bewegungsmangel, Alter, Übergewicht und ungesunder Ernährung begünstigt. Diabetes Typ 2 wurde früher als

Altersdiabetes bezeichnet. Das ist nicht mehr zeitgemäß! Typ-2-Diabetes ist heute eine global und epidemisch auftretende Erkrankung, die jedes Lebensalter betrifft. Ein gesunder Lebensstil, der sich durch viel Bewegung, gesunde Ernährung und den Verzicht auf Nikotin auszeichnet, kann den Zuckerstoffwechsel günstig beeinflussen. Darüber hinaus können, falls nötig und angebracht, Medikamente eine Optimierung der Insulinwirkung oder eine Anregung der Insulinausschüttung bewirken. Allerdings müssen manche Patienten dennoch Insulin einsetzen. Zusätzlich ist häufig eine Behandlung von Begleiterscheinungen wie Übergewicht, Fettstoffwechselstörungen sowie Bluthochdruck notwendig.

SYMPTOME DES TYP-2-DIABETES

INFO

Vermehrter Harndrang und starker Durst:
Auch Typ-2-Diabetiker leiden unter vermehrtem Harndrang. Dieses häufige Wasserlassen kann Flüssigkeitsmangel hervorrufen, was ebenfalls einen ständig quälenden Durst zur Folge hat.

Schwindel:
Ebenso wie bei Typ-1-Diabetes können aufgrund des Flüssigkeitsdefizits heftige Schwindelgefühle auftreten (v. a. bei hastigem Aufstehen). ▶

INFO

Trockene Haut und Juckreiz:
Durch den hohen Flüssigkeitsverlust trocknet wie bei
den Typ-1-Diabetikern die Haut stark aus und juckt.

Schwäche und Müdigkeit:
Da die Glukose im Blut aufgrund des Insulinmangels
nicht ausreichend von den Zellen aufgenommen werden
kann, fühlen sich Diabetiker häufig schlapp und müde.

Schwaches Immunsystem:
Diabetiker weisen häufig eine schwache Abwehr auf,
die sie anfällig für verschiedene Infektionskrankheiten
wie Harnwegsinfektionen, Infektionen der Haut oder
Pilzinfektionen macht. In Kombination mit der schlech-
teren Hautdurchblutung verlangsamt sich obendrein
die Wundheilung. Weshalb die krankhaft erhöhten
Blutzuckerwerte die Abwehr schwächen, ist bisher nicht
vollständig bekannt.

Sehstörungen:
Bei unbehandeltem Diabetes kann der schwankende
Blutzuckerspiegel die Linse des Auges schädigen, was
zu vorübergehenden Sehstörungen führen kann.

TYP-2-DIABETES

Diabetes mellitus erkennen

Diabetes Typ 1 wird in der Regel relativ schnell diagnostiziert, da deutliche Symptome hier innerhalb kurzer Zeit auftreten. Bei Typ-2-Diabetes entwickeln sich die Symptome hingegen langsam über einen längeren Zeitraum und werden deshalb nicht immer auf Anhieb erkannt. Aus diesem Grund sind regelmäßige Vorsorgeuntersuchungen wichtig. Durch frühzeitige Diagnose und eine entsprechende Therapie kann das Auftreten von schwerwiegenden Folgekomplikationen reduziert werden.

Blutzuckertests

Es gibt verschiedene Blutzuckertests, die ein bedeutendes Kriterium bei der Diabetes-Diagnose sind. Dabei werden nachfolgende Blutwerte ermittelt:

Nüchternblutzucker (Nüchternglukose):

Morgens wird auf nüchternen Magen (mindestens acht Stunden ohne Nahrungsaufnahme) der Blutzucker gemessen. Liegt der Nüchternwert bei 126 mg/dl (Milligramm pro Deziliter) bzw. 7 mmol/l (Millimol pro Liter) oder mehr, verweist das Ergebnis auf einen Diabetes. Ein abnormer Nüchternglukosewert liegt bei Werten zwischen 100 und 125 mg/dl (5,6 bis 6,9 mmol/l) vor. Zur weiteren Klärung wird bei abnormen Werten ein oraler Glukosetoleranztest durchgeführt.

Gelegenheitsblutzucker (Gelegenheitsglukose):

Zu einem beliebigen Zeitpunkt (nicht auf nüchternen Magen) wird der Blutzucker gemessen. Bei einem Wert von 200 mg/dl (11,1 mmol/l) oder mehr, wird Diabetes diagnostiziert. Beträgt der Gelegenheitsblutzucker 100 bis 199 mg/dl (5,6 bis 11 mmol/l), muss der Nüchternblutzucker getestet werden.

Oraler Glukosetoleranztest (Zuckerbelastungstest oder oGTT):

Hier trinkt der Patient morgens auf nüchternen Magen innerhalb von fünf Minuten 75 Gramm in 300 Milliliter Wasser gelöste Glukose. Der Blutzucker wird zum Zeitpunkt Null und zwei Stunden nach der Einnahme der Zuckerlösung im venösen Plasma oder im kapillären Blut gemessen. Beträgt der Wert nach zwei Stunden 200 mg/dl (11,1 mmol/l) oder mehr, ist Diabetes bestätigt.

Langzeitzuckerwert HbA$_{1c}$:

Das HbA$_{1c}$ (Glykohämoglobin, glykiertes Hämoglobin) ist »verzuckerter Blutfarbstoff«. Liegt der HbA$_{1c}$-Wert im Blut über 7,5 Prozent, besteht Handlungsbedarf in Bezug auf eine Zuckerstoffwechselstörung. Wenn der Diabetes-Typ nicht sicher bestimmt werden kann, empfiehlt sich ein Antikörpertest, bei dem Antikörper im Blut nachgewiesen werden, die für Diabetes-Typ-1 typisch sind.

INFO

PRÄDIABETES

Befindet sich der Blutzuckerspiegel über der Norm, aber unterhalb des Diabetes-Wertes, spricht man von Prädiabetes. Hierbei handelt es sich um ein Vorstadium der Erkrankung. Bei Prädiabetes-Patienten besteht ein erhöhtes Risiko, in den nächsten Jahren an Diabetes zu erkranken. Ein abnormer Blutzuckerstoffwechsel kann selbst bei einer ausbleibenden Entwicklung von Diabetes Gefäßerkrankungen des Herzens und anderer Organe verursachen.

Nachfolgende Werte lassen auf Prädiabetes schließen:
Nüchternblutzucker:
zwischen 100 und 125 mg/dl (5,6 bis 6,9 mmol/l)
Oraler Glukosetoleranztest:
zwischen 140 und 199 mg/dl (7,8 bis 11,0 mmol/l)
Langzeitzuckerwert HbA$_{1c}$:
über 6,05 Prozent

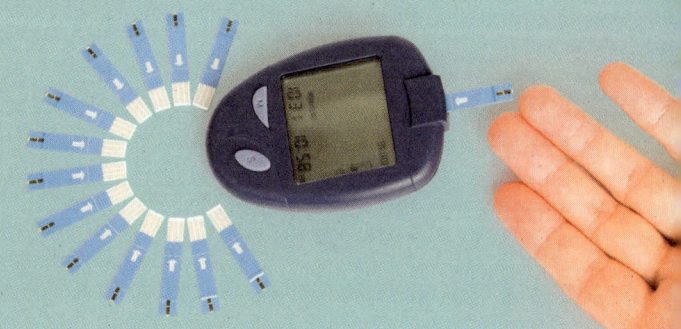

Risikofaktoren entschärfen

Ein gesunder Lebensstil steigert das körperliche und seelische Wohlbefinden, reduziert oxidativen Stress und kann das Risiko einer Typ-2-Diabetes-Erkrankung erheblich senken.
Darüber hinaus lohnt es sich, selbst bei einer bereits bestehenden Erkrankung in puncto Gewohnheiten umzudenken, da Typ-2-Diabetes so aktiv entgegengewirkt werden kann.

Zeit zum Umdenken

Bereits kleine Veränderungen des Lebensstils können viel bewirken. Wenn Sie auf Ihre Ernährung achten, Genussgifte vermeiden, körperlich aktiv sind und Stress reduzieren, sind Sie auf dem richtigen Weg!

Man ist, was man isst!

Eine ausgewogene Ernährung fördert die allgemeine Gesundheit und schützt vor Diabetes. Risikopatienten und Diabetiker sollten überwiegend Pflanzenkost in ihren Speiseplan einbauen – am besten in Bioqualität. Pflanzenkost bietet jede Menge Nährstoffe und enthält viele Ballaststoffe, die den Cholesterinspiegel und gestörten Zucker- und Fettstoffwechsel günstig beeinflussen. Sie optimieren außerdem die Insulinwirkung in einigen Organsystemen. Vor allem Brokkoli, Bohnen, Fenchel, Linsen, Rosenkohl, Knollensellerie, Beeren und

Kiwis haben einen hohen Ballaststoffgehalt. Greifen Sie seltener zu Fleisch, fetter Wurst und fettem Käse, und meiden Sie möglichst Frittiertes oder Paniertes.

Zum Braten oder Kochen empfehlen sich hochwertige Pflanzenöle wie Olivenöl oder Leinöl. Sie schützen die Blutgefäße und beeinflussen die Blutfettwerte günstig. Zucker und ein Übermaß an Salz sollten unbedingt vermieden werden. Gleiches gilt für Fertigprodukte, da hier besonders viel Salz und Zucker enthalten sind.

Softdrinks machen schwach!

Eistee, Energydrinks, Limonade, Cola und Fruchtsäfte sind wahre Zuckerbomben – 0,25 Liter Softdrink enthalten durchschnittlich acht Teelöffel Zucker! Bevorzugen Sie Wasser oder Kräutertees, denn Softdrinks fördern nicht nur Übergewicht, sondern erhöhen auch den Insulin- und Blutzuckerspiegel merklich und können auf lange Sicht die Entwicklung einer Insulinresistenz fördern.

Die Bohne macht's!

Lange stand in puncto Diabetes die Wirkung von Kaffee zur Diskussion – er war sogar bis vor einigen Jahren bei Diabetes-Patienten »kontraindiziert«. Wie eine Reihe aktueller Studien darlegen, ist Umdenken gefragt, denn die Bohne senkt langfristig das Risiko für eine Typ-2-Diabetes-Erkrankung bei gesunden Individuen. Gönnen Sie sich den warmen Muntermacher deshalb ruhig auch weiterhin! Er tut Ihnen sogar gut!

Ein Gläschen in Ehren!

Alkohol ist zwar nach Ansicht der Ärzte auch für Diabetes-Patienten nicht mehr tabu, allerdings ist trotzdem Vorsicht geboten. Alkohol kann grundsätzlich hohe Blutfettwerte und diabetische Nervenschäden begünstigen. Darüber hinaus enthält er jede Menge Kalorien, was vor allem schädlich für Typ-2-Diabetiker ist. Da Alkohol die Zuckerfreisetzung in der Leber hemmt, droht Unterzuckerung – insbesondere sind Patienten, die Tabletten der Wirkstoffgruppe Sulfonylharnstoffe einnehmen oder Insulin applizieren, gefährdet.

Sollten Sie sich doch einmal ein Glas gönnen, empfiehlt es sich in jedem Fall, immer einen Snack zum alkoholischen Getränk zu essen – am besten etwas mit »langsamen« Kohlenhydraten (siehe Seite 99) wie eine Scheibe Vollkornbrot.

Bye bye Übergewicht!

Übergewicht zählt zu den Hauptrisikofaktoren für Diabetes Typ 2 – besonders gefährlich ist Bauchfett. In den Fettdepots werden unter anderem Entzündungsbotenstoffe ausgeschüttet. Sie begünstigen die Entstehung von Typ-2-Diabetes und die Fettleber.

Ein Body-Mass-Index (BMI) von 19 bis 25 sollte das Ziel sein (siehe Seite 83 ff.). Viel Bewegung und eine ausgewogene, gesunde Ernährung können lästige Pfunde verschwinden lassen. Von Crash-Diäten wird unbedingt abgeraten!

Bewegung bewegt etwas!

Regelmäßige Bewegung fördert nicht nur die Gesundheit und Fitness, sondern senkt auch den Blutzuckerspiegel. Aus diesem Grund sollte Bewegung in möglichst hohem Umfang in den Alltag integriert sein. Das heißt: Lassen Sie das Auto öfter stehen, und fahren Sie mit dem Fahrrad ins Büro, oder nehmen Sie anstelle des Aufzugs die Treppen. Gehen Sie bei schönem Wetter raus in die Natur, um einen entspannten Spaziergang zu genießen! Zusätzlich empfehle ich ein passendes Sportprogramm. Ausdauersportarten wie Schwimmen oder Walking sind dafür sehr gut geeignet. Bewegung vermittelt nicht nur ein positives Körpergefühl, sondern ist auch Balsam für die Seele – und lässt nebenbei ein paar Pfunde purzeln!

Weg mit dem Glimmstängel!

Rauchen ist zweifellos gesundheitsschädlich. Es ist vor allem ein Risikofaktor für Herz-Kreislauf-Erkrankungen, Lungenkrebs, aber auch Typ-2-Diabetes. Tabakkonsum (egal ob in geringen oder in großen Mengen, aktiv oder passiv) verdoppelt das Risiko für Diabetes Typ 2! Passivrauchen begünstigt die Entwicklung einer Glukoseintoleranz und des metabolischen Syndroms. Außerdem reduziert Rauchen die Empfindlichkeit der Körperzellen gegenüber Insulin und verursacht oxidativen Stress (siehe Seite 24). Besteht der Diabetes Typ 1 oder 2 bereits, wird der weitere Verlauf der Erkrankung durch Tabakkonsum negativ beeinflusst.

METABOLISCHES SYNDROM

INFO

Bei einem metabolischen Syndrom liegen mehrere Risiko-faktoren gleichzeitig vor:
Diabetes Typ 2, Übergewicht, Fettstoffwechselstörungen und Bluthochdruck. Häufig treten diese Erkrankungen aufgrund von Bewegungsmangel und falscher Ernährung auf. Deshalb kann eine Ernährungsumstellung sowie vermehrte körperliche Aktivität Abhilfe schaffen. Außerdem sollten Teilsymptome wie Bluthochdruck gesondert behandelt werden.

Schlafen ist die beste Medizin!

Erholsamer Schlaf schützt vor Diabetes. Lang anhaltende Schlafstörungen und eine unzureichende Schlafdauer fördern Übergewicht und die Entstehung von Typ-2-Diabetes. Schlafmangel ist Gift für den Körper. Er kata-pultiert den Blutzucker nach den Mahlzeiten am Fol-getag sowie den Insulinspiegel in die Höhe und stellt folglich den Stoffwechsel vollständig auf den Kopf. Eine Schlafdauer von weniger als fünf und mehr als neun Stunden hebt das Risiko für die Entwicklung eines Typ-2-Diabetes signifikant an. Demnach ist auch zu viel Schlaf nicht gesund! Die Frage nach der richtigen Schlaf-dauer lässt sich aber nicht generell gültig beantworten. Das richtige Schlafpensum ist erreicht, wenn Sie sich am nächsten Tag erholt fühlen und erst wieder zur üblichen Schlafenszeit wirklich müde sind.

Stress reduzieren!

Stresshormone erhöhen nachweislich den Blutzuckerspiegel – vor allem steigt das Kortisol an. Darüber hinaus aktiviert Stress Botenstoffe, die die Wirkung von Insulin hemmen und eine Insulinresistenz fördern. Aus diesem Grund sollten Sie Stress, soweit es geht, vermeiden. Der erste Schritt hierfür ist Selbstreflexion: Denken Sie über mögliche Stressauslöser nach und beugen Sie ihnen im nächsten Schritt vor. Besonders wichtig ist es, auch einmal Nein zu sagen. Des Weiteren sind bewusste Auszeiten von großer Bedeutung. Ein kleiner Spaziergang zwischendurch kann bereits viel bewirken. Außerdem empfehlen sich Entspannungsübungen wie Meditation, autogenes Training oder Atemübungen (siehe Seite 72 ff.).

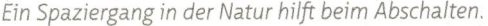

Ein Spaziergang in der Natur hilft beim Abschalten.

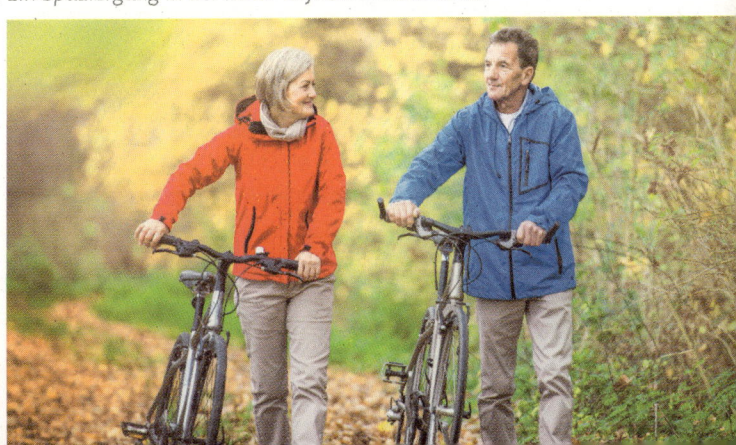

WAS GENAU IST OXIDATIVER STRESS?

INFO

Oxidativer Stress entsteht bei körperlicher oder psychischer Belastung. Er ist auch bei normalen Stoffwechselvorgängen immer beteiligt, wird z. B. für Energiegewinnung, Nerven- und Immunfunktionen gebraucht. Oxidativer Stress kann durch Umweltbelastungen, ungesunden Lebensstil und nährstoffarme Ernährung zu krank machendem oxidativem Stress werden. Viele degenerative Erkrankungen, auch Diabetes, gehen vermutlich auf das Konto anhaltender Stressbelastung durch hohe Konzentrationen von Sauerstoffradikalen und niedrige Konzentrationen körpereigener Antioxidantien. Darüber hinaus beruhen Diabetes-assoziierte Komplikationen auf oxidativem Stress.

Antioxidantien aus der Nahrung, Vitamine und Spurenelemente fördern die Radikalenabwehr. Um gesund zu bleiben, kommt es demnach auf das Gleichgewicht zwischen oxidativen (freien Radikalen) und antioxidativen Kräften an (Radikalfängern). Vitaminreiche Kost mit antioxidativer Potenz unterstützt dieses gesunde Gleichgewicht.

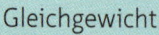

Herzfrequenzvariabilität und Diabetes

Äußere Faktoren wie Schreck, körperliche Anstrengung, chronische Stressoren aber auch Diabetes treiben den Herzschlag in die Höhe. Im Entspannungszustand verlangsamt sich der Herzschlag. Das Herz schlägt also nicht immer im selben Takt.

Durch Ein- und Ausatmen ändert sich die Herzfrequenz aufgrund der Blutdruckrhythmik (Respiratorische Sinusarrhythmie). Die Differenz der Herzschläge zueinander wird Herzratenvariabilität (HRV) genannt. Während die Variabilität bei gesunden Menschen groß ausfällt, ist sie bei kranken oder sehr gestressten Menschen eher gering. Bei Diabetikern ist sie z. B. kaum noch feststellbar.

Neokortex vs. limbisches System

Der Teil des Gehirns, der sich mit Emotionen beschäftigt, steuert gleichzeitig auch wesentliche Körpervorgänge. Das Bewusstsein hat hierüber keine direkte Kontrolle. Genau hier könnten Ursachen für die gesundheitsschädlichen Folgen von psychischen Erkrankungen und chronischem Stress begründet sein. Zudem steigt bei hoher Stressbelastung der Blutdruck, und die Ausschüttung von Stresshormonen (Kortikosteroide) nimmt deutlich zu.

Messung des Stresslevels

Das HRV-Messverfahren ermöglicht innerhalb weniger Minuten tiefe Einblicke in das autonome Nervensystem und die Stressverarbeitungskapazität. Abgleiche mit Normwerten und anschauliche Grafiken erleichtern das Verständnis und schaffen eine gute Basis für weitere Interaktionen.

HRV-Biofeedback: Schlüssel zum limbischen System und zu verbesserten Körperfunktionen

Im vegetativen Nervensystem gibt es drei Hauptakteure:
1. Parasympathikus: sorgt für Ruhe und Regeneration
2. Sympathikus: versetzt den Körper in Alarmbereitschaft
3. »Alter Vagusnerv«: lässt uns »erstarren und einfrieren«, fördert die Verdauung

Parasympathikus und Sympathikus sind mit der Bremse und dem Gaspedal eines Autos vergleichbar. Gute Bremsen sind das A und O, um Unfälle und damit Schäden zu vermeiden. Durch den veränderten Stoffwechsel wird bei Diabetes die Fähigkeit des »Bremsens« beeinträchtigt. Das Bewusstsein hat keinen direkten Einfluss auf das limbische System, weshalb via bewussten »Befehlen« die Ordnung nicht wieder hergestellt werden kann. Verschiedene Entspannungstechniken bewirken nachweislich einen Zustand der inneren Kohärenz – das Gleichgewicht von Atmung, Herzschlag und Blutdruck (Rhythmisierung). Im Entspannungszustand werden

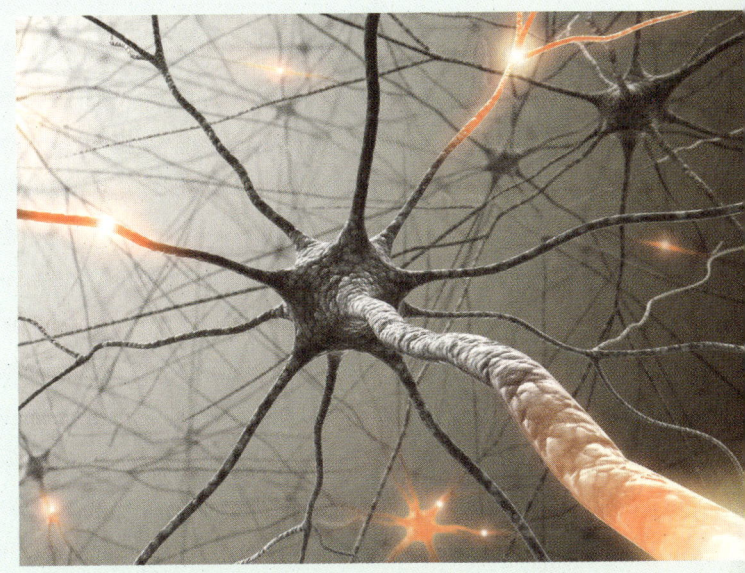

unter dem Einfluss des Parasympathikus die genannten drei Rhythmen synchronisiert. Mit HRV-Biofeedback-Geräten kann die Kohärenz und damit die Funktion des Parasympathikus wesentlich gezielter trainiert werden. Der Praktizierende lernt dabei, die »Bremse« bewusst zu aktivieren.

Zusätzlich hilft HRV-Biofeedback bei der Bewältigung kritischer Lebensphasen: Wenn das Innere unter Kontrolle ist, können äußere Faktoren nicht mehr viel Schaden anrichten.

Quelle: Punito Michael Aisenpreis, www.act-akademie.de

Nährstoffwerte im Blick behalten

Die Auswirkungen von Vitamin-C- und -D-Mangel und Eisenüberschuss auf die Entwicklung von Diabetes Typ 1 und/oder 2 sowie bereits bestehende Diabetes-Erkrankungen sind nicht zu unterschätzen. Abnorme Nährstoffwerte lassen sich aber relativ einfach in den Griff bekommen und sogar vollständig beheben.

Vitamin-C-Mangel

Diabetes ist mit einem chronischen Vitamin-C-Mangel in Geweben und Blut assoziiert. Hoher Blutzucker schränkt die zelluläre Vitamin-C-Aufnahme ein. Vitamin-C-Mangel in der Blutgefäßwand kann einen atherosklerotischen Prozess (Arteriosklerose) begünstigen. Ist die Blutgefäßwand erst geschädigt, können weitere Risikofaktoren wie erhöhte Blutfettwerte und Entzündungen die Entstehung von Arterienverstopfungen beschleunigen (Vorsicht, Herzinfarkt!).

Darüber hinaus besteht eine Verbindung zwischen Vitamin C und Insulin, das die zelluläre Aufnahme von Vitamin C und Glukose fördert. Die Vitamin-C-Werte im Plasma verringern sich durch Insulininjektion. Gleichzeitig wird die Vitamin-C-Konzentration in den Leukozyten und Thrombozyten erhöht. Außerdem ist Vitamin C an der Insulinsynthese und auch an der Regulierung der Insulinfreisetzung in der Bauchspeicheldrüse (Pankreas) beteiligt.

Deshalb ist eine regelmäßige und ausreichende Vitamin-C-Versorgung bei der Diabetes-Therapie absolut empfehlenswert.

Vitamin-D-Mangel

Vitamin-D-Mangel ist ein globales Problem. Daten zum Vitamin-D-Status in Deutschland aus dem Bundes-Gesundheitssurvey 1998 (BGS98: 4030 Erwachsene, 18 bis 79 Jahre) sowie der Studie zur Gesundheit von Kindern und Jugendlichen in Deutschland von 2009 (KiGGS: 10 015 Kinder/Jugendliche, 1 bis 17 Jahre) ergaben Folgendes:

Bei zwei Drittel der Frauen und Männer und zwei Drittel der Mädchen und Jungen liegt eine mangelhafte Vitamin-D-Versorgung vor. Auffällig war, dass Männer mit insulinpflichtigem Diabetes und Frauen mit Diabetes Typ 2, Herz-Kreislauf-Erkrankungen und Bluthochdruck außerordentlich niedrige Vitamin-D-Spiegel hatten.

Vitamin-D-Mangel ist ein wichtiger Risikofaktor für die Entwicklung von Diabetes Typ 1 und 2. Außerdem beeinträchtigt er die Lebensqualität, ist Ursache für zahlreiche unspezifische Beschwerden und erhöht das Risiko für weitere Krankheiten. Aus diesem Grund sollte der Vitamin-D-Spiegel im Blut (Laborwert: 25(OH)D) auf jeden Fall bestimmt werden.

Wirksame Maßnahmen zur Behebung von Defiziten sind Sonnenlicht und vor allem die Vitamin-D-Supplementierung.

Vitamin D und Typ-1-Diabetes

Zahlreiche Studien haben dargelegt, dass Vitamin D die Zerstörung der Betazellen in der Bauchspeicheldrüse verhindern kann. Vitamin D erfüllt eine schützende Funktion, da es vermutlich die Ausscheidung entzündungsfördernder Stoffe hemmt. Ein guter Vitamin-D-Status verringert demnach das Risiko für Typ-1-Diabetes. Außerdem scheint die Versorgung des ungeborenen Kindes mit ausreichend Vitamin D wirksam vor einem späteren Typ-1-Diabetes zu schützen.

Vitamin D und Typ-2-Diabetes

Vitamin D begünstigt und schützt die Entwicklung von Inselzellen und damit die Produktion und Freisetzung von Insulin in der Bauchspeicheldrüse. Außerdem kann Vitamin D die Insulinausschüttung und die Insulinresistenz reduzieren. Wie zahlreiche Untersuchungen belegen, verbessert die tägliche Gabe von mindestens 2000 IE Vitamin D_3 die Glukoseintoleranz sowie die Insulinausschüttung.

Eine Metaanalyse von Studien, die sich mit dem Zusammenhang zwischen Typ-2-Diabetes und Vitamin D beschäftigten, ergab Folgendes: Je geringer die Vitamin-D-Konzentration im Blut ist, umso höher ist das Risiko für Typ-2-Diabetes.

Lassen Sie also Ihren 25(OH)D-Wert bestimmen, und stellen Sie sicher, dass Sie ausreichend mit Vitamin D versorgt sind!

VITAMIN-D-VERSORGUNG

INFO

Dafür wird die Konzentration von 25-Hydroxyvitamin D (25(OH)D) im Blutserum ermittelt.

Optimale Vitamin-D-Versorgung:
40 bis 60 Nanogramm pro Milliliter (100–150 nmol/l) 25(OH)D

Vitamin-D-Defizit:
weniger als 30 Nanogramm pro Milliliter (75 nmol/l) 25(OH)D

Vitamin-D-Mangel:
weniger als 20 Nanogramm pro Milliliter (50 nmol/l) 25(OH)D

Eisenüberschuss

Eisen ist ein wertvoller bioaktiver Elementarstoff, der vom Körper nicht aktiv ausgeschieden werden kann. In der Regel verhindert die Körperchemie sowohl Eisenmangel als auch Eisenüberschuss – beide Zustände bringen Beschwerden und Folgeerkrankungen mit sich. Kann die Körperchemie potenziell schädliche Wirkungen des Eisens nicht mehr in Schach halten, begünstigt freies Eisen u. a. oxidative Stressreaktionen, Erbgutschäden an der DNA und hemmt DNA-Reparaturprozesse. In der Regel sind Eisenstoffwechselerkrankungen der Grund für eine Eisenfülle. Am bedeutendsten ist die

Hämochromatose (auch Eisenspeicherkrankheit oder Hämosiderose). Hier wird zu viel Eisen aus Darmzellen ins Blut absorbiert. Das überschüssige Eisen wird in Form von Ferritin oder Hämosiderin in Geweben und Organen abgelagert und verursacht aufgrund seiner toxischen Wirkung Organschäden.

Das geschädigte Gewebe wird zu funktionslosem Narbengewebe (Fibrose). Betroffen davon sind vor allem die Bauchspeicheldrüse (Diabetes), der Herzmuskel (Herzinsuffizienz/Herzrhythmusstörungen), die Gelenke (Arthrose), die Hirnanhangsdrüse (Hypophyse, Entwicklungsstörungen der Sexualorgane) und die Schilddrüse (Hypo-/Hyperthyreose).

Bei frühzeitiger Erkennung von Eisenfülle können eine eisenarme Diät und ein gelegentlicher Aderlass eine hervorragende Verlaufsprognose ermöglichen.

Im fortgeschrittenen Stadium ist mit bleibenden Schäden und Organkomplikationen zu rechnen. Allerdings kann der Krankheitsverlauf durch die oben genannten Maßnahmen positiv beeinflusst werden.

INFO

LABORWERTE DER EISENÜBERLADUNG

Ferritin (Hämochromatose)	> 1000 µg/l
Ferritin (Grenzwert)	≥ 300 µg/l
Transferrin-Sättigung	> 45 (50) %

Medikamentöse Therapie

Typ-1-Diabetes wird unmittelbar nach der Diagnose mit Insulin behandelt. Bei Typ-2-Diabetikern sollte vor der Anwendung von oralen Antidiabetika der Versuch unternommen werden, den Stoffwechsel durch Bewegung, Diät und Gewichtsreduktion in den Griff zu bekommen – in den meisten Fällen gelingt dies auch.

Orale Antidiabetika

Scheitert die nichtmedikamentöse Therapie, kommen orale Antidiabetika zum Einsatz. Hierbei wird der Therapieerfolg regelmäßig durch den Arzt kontrolliert. Wird das Therapieziel durch die Gabe von oralen Antidiabetika nicht erreicht, oder treten schwere Nebenwirkungen bzw. eine sekundäre Insuffizienz des Pankreas auf, wird gegebenenfalls eine ergänzende oder alleinige Insulintherapie verordnet.

Bei Versagen der nichtmedikamentösen Therapie werden in der Regel nachfolgende Therapieschemata angewendet:

- Normalgewichtige Patienten werden vorrangig mit **Sulfonylharnstoffen** behandelt – insbesondere wenn Metformin kontraindiziert ist.
- Übergewichtige Patienten werden in der Regel mit **Metformin** therapiert.
- Für eine Monotherapie des Typ-2-Diabetes werden **Glitazone** eingesetzt. Darüber hinaus finden sie auch

in Kombination mit Metformin oder Sulfonylharnstoffen Anwendung.

🩸 Bei Nichtansprechen auf Metformin werden ergänzend vor den Mahlzeiten **Glinide** angewendet. Sie können auch als Monotherapie gebraucht werden.

🩸 Bei betonter postprandialer Hyperglykämie empfehlen sich α-**Glucosidase-Hemmer**.

INFO

WICHTIGER HINWEIS FÜR DIABETIKER, DIE MIT METFORMIN BEHANDELT WERDEN!

Es ist seit Langem bekannt, dass Metformin Vitamin-B_{12}-Mangel verursachen kann. Wer mit Metformin behandelt wird, sollte beim Arzt das Thema Vitamin B_{12} ansprechen und täglich mindestens 500 Mikrogramm Vitamin B_{12} nahrungsergänzend einnehmen, um sich vor Beschwerden und Komplikationen durch B_{12}-Mangel zu schützen.

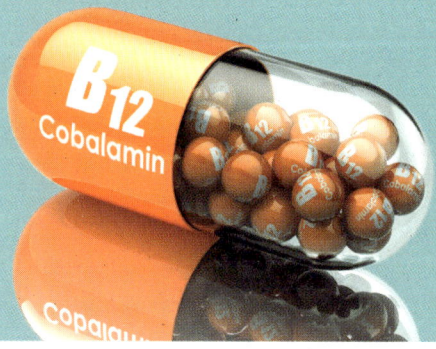

Insulinarten

Bei Typ-1-Diabetes muss das fehlende Insulin lebenslang ersetzt werden. Patienten mit Typ-2-Diabetes werden zunächst mit einer Basistherapie behandelt, die eine Ernährungsumstellung und Bewegung beinhaltet. In der nächsten Therapiestufe werden orale Antidiabetika und/oder GLP-1 Analoga (Tabletten) verordnet. Sofern damit die Zielwerte nicht erreicht werden, wird auch hier eine Insulintherapie eingeleitet.

Für die Therapie des Diabetes steht eine Reihe von unterschiedlichen Insulinarten zur Verfügung, die jeweils andere Wirkungsmechanismen besitzen. Früher war man für die Herstellung von Insulin auf Schlachttiere (Rinder und Schweine) angewiesen. Dabei wurde das Insulin aus den Bauchspeicheldrüsen der Tiere gewonnen. Solche Präparate sind zwar noch im Handel, werden aber weitgehend durch gentechnisch produzierte Insuline (Humaninsulin und Insulinanaloga) verdrängt und sind so gut wie nicht mehr in Gebrauch. Insuline werden nach ihrem Wirkprofil, ihrer Wirkdauer und ihrer Herkunft eingeteilt. Nachfolgende Typen sind verfügbar:

Kurzwirksame Insuline

Sie wirken schnell und kurzzeitig (maximal sechs Stunden). Sie werden zur Korrektur des Blutzuckerspiegels eingenommen und decken den Insulinbedarf zu den Mahlzeiten. Zu ihnen zählen die **Humaninsuline** und **kurzwirksame Insulinanaloga**. Um Unterzuckerungen aus dem Weg zu gehen, sind bei der Anwendung von Humaninsulin gelegentlich Zwischenmahlzeiten notwendig. Insulinanaloga sind dem Humaninsulin ähnlich, weisen aber eine andere chemische Struktur auf und bieten verbesserte Behandlungsmöglichkeiten. Kurzwirksame Insulinanaloga gelangen schneller ins Blut als Humaninsulin und wirken kürzer. Sie können unmittelbar vor oder nach dem Essen benutzt werden. Ihre Wirkungsweise ist dem körpereigenen Insulin sehr ähnlich. Normalinsuline sind ebenfalls kurzwirksam und können Humaninsulin, aber auch Tierinsulin enthalten.

Langwirksame Insuline (Basalinsuline)

Sie decken den Grundbedarf des Organismus ab und besitzen eine Wirkdauer von bis zu 24 Stunden. **Langwirksame Insulinanaloga** werden meist einmal täglich appliziert. Sie zeichnen sich durch eine gleichmäßige Wirkung aus und weisen kein ausgeprägtes Wirkmaximum auf. Aufgrund ihrer Eigenschaften verringern sie das Risiko einer nächtlichen Unterzuckerung.

Bei **Intermediärinsulinen** (Verzögerungs-/Retardinsuline) handelt es sich um eine Verbindung von Humaninsulinen mit Verzögerungssubstanzen. **NPH-Insulin** (Neutral-Protamin-Hagedorn-Insulin) ist ein solcher Insulintyp und besteht aus einer Kombination von Insulin mit Protamin (basisches Protein) oder Zink. Die Wirkung ist nicht so gleichmäßig wie die der Basalinsuline, weshalb nachts die Gefahr einer Unterzuckerung droht.

Mischinsuline

Sie sind eine Kombination aus kurz- und langwirksamem Insulin. Dabei können die Mischverhältnisse variieren. Bei der Angabe des Mischverhältnisses wird zuerst der Anteil des kurzwirksamen Präparats und dann der des langwirksamen Präparats angegeben.

Insulinart	Wirkungs-eintritt	Maximal-wirkung	Wirkdauer
Normalinsulin (kurzwirksam)	10–30 Min.	Nach 2 Std.	4–6 Std.
Insulinanaloga (kurzwirksam)	5–15 Min.	Nach 1 Std.	3–4 Std.
Insulinanaloga (langwirksam)	3–4 Std.	–	bis 24 Std.
NPH-Insuline (langwirksam)	1–2 Std.	Nach 4–6 Std.	12–20 Std.
Mischinsulin: Insulinanaloga und NPH-Insulin	15–30 Min.	–	15 Std.
Mischinsulin: Normalinsulin und NPH-Insulin	30–45 Min.	–	17 Std.

Wirkmechanismen von Insulin

🔻 Insulin ist ein lebenswichtiges Hormon, das von den Langerhans-Inselzellen in der Bauchspeicheldrüse produziert wird.

🔻 Insulin regelt, wie viel Glukose die Leber zur Verfügung stellt und wann sie dies tut.

🔻 Insulin begünstigt den Aufbau von Eiweiß in den Muskelzellen.

🔻 Insulin ist von großer Bedeutung für die Versorgung der Fett- und Glukosedepots zur Energiegewinnung und fördert den Aufbau von Fett in den Fettzellen.

🔻 Insulin schleust aus Kohlenhydraten stammende Glukose in die Muskel- und Fettzellen.

🔻 Bei unzureichender Insulinproduktion/Insulinresistenz können die Zellen keine Glukose mehr aufnehmen. In der Folge entsteht Prädiabetes, der schließlich in Typ-2-Diabetes mündet.

🔻 Kohlenhydrate lassen den Blutzuckerspiegel ansteigen und erhöhen somit die Insulinausschüttung.

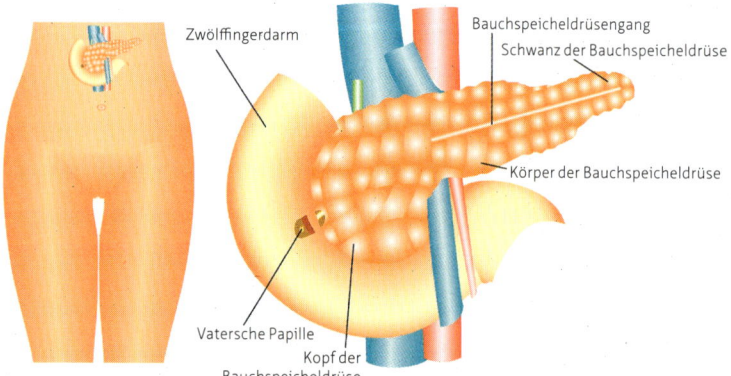

Zwölffingerdarm

Bauchspeicheldrüsengang

Schwanz der Bauchspeicheldrüse

Körper der Bauchspeicheldrüse

Vatersche Papille

Kopf der Bauchspeicheldrüse

Insulinbehandlungen

Insulintherapien ersetzen bei Typ-1-Diabetikern fehlendes körpereigenes Insulin. Bei Typ-2-Diabetikern haben sie die Aufgabe, die Insulinproduktion des Körpers zu ergänzen. Bei der Wahl des passenden Therapieschemas spielen verschiedene Faktoren eine Rolle. Es sollte nicht nur die Anforderungen des Stoffwechsels erfüllen, sondern auch die jeweilige Lebenssituation sowie die individuellen Bedürfnisse und Möglichkeiten des Patienten berücksichtigen.

Konventionelle Insulintherapie (CT)

Sie ist ein relativ striktes Therapieschema. Hier wird zweimal täglich (30 Minuten vor dem Frühstück und 30 Minuten vor dem Abendessen) eine feste Dosis Mischinsulin zu festen Uhrzeiten gespritzt. Die konventionelle Insulintherapie setzt also einen geregelten Tagesablauf sowie ein gleichbleibendes Ernährungsschema voraus – auch an den Wochenenden. Sportliche Aktivitäten müssen im Voraus eingeplant werden. Da diese Therapie keine besonders gute Blutzuckereinstellung ermöglicht, werden vormittags und nachts kleine Zwischenmahlzeiten empfohlen, um Unterzuckerung zu vermeiden. Diese Therapieform wird überwiegend bei Typ-2-Diabetikern eingesetzt. Für Typ-1-Diabetiker sollte sie nur im Ausnahmefall für einen vorübergehenden Zeitraum angewendet werden.

Intensivierte Insulintherapie (ICT)

Es gibt verschiedene Formen der ICT. Bei der regulären ICT werden drei oder mehrere Dosierungen Insulin pro Tag verabreicht, die den mahlzeitenunabhängigen Insulinbedarf decken. Zusätzlich wird zu den Mahlzeiten, die einer geregelten Abfolge unterliegen, Insulin gespritzt. Weitere Insulingaben korrigieren den Blutzucker. Für Typ-1-Diabetiker ist diese Therapie nur eine vorübergehende Lösung.

Darüber hinaus gibt es ein funktionelles Therapieschema der ICT (auch Basis-Bolus-Prinzip genannt), das für Typ-1-Diabetiker infrage kommt. Hier wird der basale Insulinbedarf in der Regel durch langwirksame Insuline gedeckt, die vor der Nachtruhe verabreicht werden.

Die ICT ermöglicht eine optimalere Regulierung des Blutzucker-Stoffwechsels und mehr Flexibilität im Alltag als die CT.

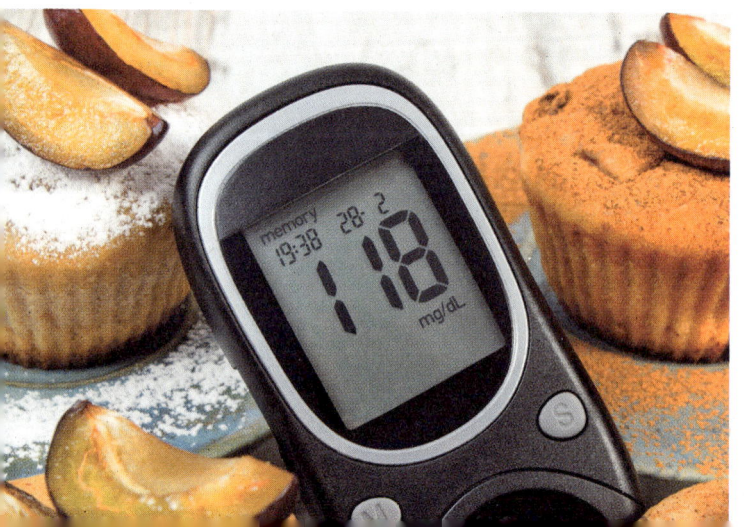

Zudem wird kurzwirksames Insulin zu den Mahlzeiten gespritzt (prandiales Insulin). Allerdings muss vor der Bolus-Injektion der aktuelle Blutzuckerwert gemessen werden. Hierbei sind die individuelle Insulinempfindlichkeit, die geplante körperliche Aktivität, die Tageszeit, der Zielblutzucker sowie der Kohlenhydrategehalt der geplanten Mahlzeit zu berücksichtigen. Außerdem ist eine abendliche Blutzuckermessung notwendig.

Bei diesem Schema muss die jeweilige Insulindosis kalkuliert werden – da dieses Procedere relativ komplex ist, ist eine vorherige intensive Patientenschulung erforderlich. Die intensivierte Insulintherapie eignet sich für Patienten mit einer flexiblen Lebensführung, da Mahlzeiten nicht zu festen Zeiten eingenommen werden müssen. Außerdem sind spontane Zwischenmahlzeiten möglich.

Kombinationstherapie von Insulinen mit oralen Antidiabetika (BOT)

Bei der basal unterstützten oralen Therapie wird zusätzlich zur oralen Einnahme von Tabletten einmal pro Tag ein langwirksames Insulin verabreicht.

Diese Therapiemethode empfiehlt sich bei Typ-2-Diabetikern, die morgens überhöhte Nüchternwerte aufweisen. Da Typ-2-Diabetiker allerdings gewöhnlich keinen Bedarf an Basalinsulin haben, begünstigt das überflüssige Basalinsulin eine Gewichtszunahme sowie Unterzuckerung bei körperlicher Ertüchtigung.

Insulingabe

Insulin wird subkutan (in das Fettgewebe der Unterhaut) gespritzt. Von dort wird es ins Blut transportiert und zirkuliert schließlich im gesamten Körper. Häufig werden für diesen Zweck Insulinpens verwendet. Spritzen kommen nur noch selten zum Einsatz. Eine weitere Möglichkeit der Insulingabe sind Insulinpumpen. Hier erfolgt die Injektion weitgehend automatisch.

Insulin ist in zwei Konzentrationen erhältlich:

- U-40-Insulin in Fläschchen:
  Ein Milliliter enthält 40 IE Insulin.
- U-100-Insulin in Fläschchen oder Pen-Patronen:
  Ein Milliliter enthält 100 IE Insulin.

Je nach Insulintyp eignen sich verschiedene Körperregionen für Insulininjektionen. Verzögerungsinsulin wird am besten in den Oberschenkel oder in das Gesäß appliziert, weil es von dort aus langsamer ins Blut transportiert wird. Hingegen gelangt es vom Fettgewebe des Bauches aus schnell ins Blut. Aus diesem Grund eignet sich der Bauch zum Spritzen von kurzwirksamen Insulinen.

Spritzen und Insulinpens

Hat man die anfängliche Scheu vor Nadeln erst überwunden, ist das Spritzen kinderleicht und innerhalb einer Minute geschehen. Herkömmliche Spritzen haben zum Zweck der Insulingabe mehr oder weniger ausgedient und wurden von den praktischen Insulinpens verdrängt, die in den 1980er-Jahren eingeführt wurden. Ihre Handhabung ist unkompliziert, da in der Regel lediglich eine Patrone in den Pen eingesetzt wird. Die Patronen sind allerdings nicht standardisiert – gleiches gilt für die Pens. Das heißt, jeder Insulinanbieter vertreibt spezifische Pen-Modelle, die nur mit den firmeneigenen Patronen kompatibel sind. Insulin-Vorräte werden am besten in der Kühlschranktür bei zwei bis acht Grad gelagert. Angebrochene Pen-Patronen sind in der Regel vier bis sechs Wochen bei Raumtemperatur haltbar. Extreme Hitze oder Kältetemperaturen verträgt das Insulin aber trotzdem nicht, direkte Sonneneinstrahlung sollte vermieden werden.

INFO

ACHTUNG: VERWECHSLUNGSGEFAHR BEI PENS!

Werden im Zuge der Insulintherapie zwei verschiedene Insuline gebraucht, gerät man gerade im Alltagsstress schnell durcheinander und appliziert versehentlich das »falsche« Insulin. Aus diesem Grund empfiehlt sich der Gebrauch von Pens in unterschiedlichen Farben und Formen.

Die praktische Anwendung von Insulinpens

In die Standardmodelle wird eine Patrone mit 300 Einheiten Insulin (drei Milliliter) gegeben, die je nach Verbrauch ein bis zwei Wochen reichen. Zur Insulingabe schraubt oder klickt der Patient eine Einmalnadel auf den Pen und stellt dann die Dosierung anhand des Drehknopfs ein. Wenn der Knopf gedrückt wird, wird das Insulin über die Pen-Nadel in das Unterhautfettgewebe injiziert. Hat man erst den Dreh raus, kann man sich so auch in Restaurants blitzschnell und unauffällig Insulin spritzen.

Daneben gibt es Einweg-Pens, die vorgefüllt sind und im Hausmüll entsorgt werden, sobald das Insulin aufgebraucht ist. Ältere Patienten können hier auf größere Modelle zurückgreifen. Die Zahlen sind bei diesen Modellen ebenfalls besonders groß dargestellt, was die Handhabung abermals erleichtert – gerade bei eingeschränktem Sehvermögen.

Darüber hinaus werden im Handel weitere Modelle angeboten, die spezielle Zusatzfunktionen besitzen, wie etwa die Anzeige der Dosierung und des Zeitpunkts der letzten Injektionen.

Generell empfiehlt es sich, mehrere Pens auszuprobieren und sich dann für das Produkt zu entscheiden, das einem am meisten liegt. Zu diesem Zweck lohnt es sich, eine professionelle Beratung in Anspruch zu nehmen. Hier wird dem Patienten eine breite Produktpalette von Einstichhilfen detailliert vorgestellt.

INFO

SO VERMEIDEN SIE KOMPLIKATIONEN BEIM SPRITZEN

- Pen-Nadeln sind nur für den einmaligen Gebrauch gedacht.
- Pen-Nadeln sind in unterschiedlichen Längen (4 bis 12,7 Zentimeter) erhältlich. Die Länge wird je nach Spritztechnik, gewünschter Dosis und Dicke des Unterhautfettgewebes ausgewählt. Sprechen Sie die für Sie geeignete Länge mit Ihrem behandelnden Arzt ab.
- An den richtigen Stellen spritzen.
- Einstichstellen regelmäßig wechseln, um Verhärtungen oder Reizungen zu vermeiden. Sie beeinträchtigen sonst die Insulinaufnahme.
- Neue Insulinpatronen sollten einige Stunden vor der Anwendung aus dem Kühlschrank genommen werden, da das Spritzen von kaltem Insulin schmerzhaft sein kann.

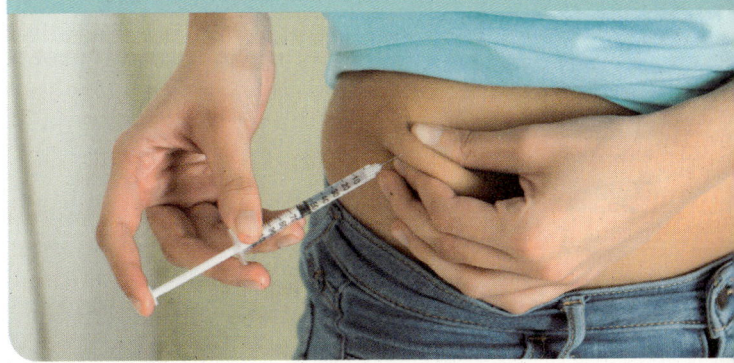

Insulinpumpen

Die Pumpe stellt für viele Diabetiker die Methode der Wahl dar. Sie leitet wie die Bauchspeicheldrüse Tag und Nacht die für den Basisbedarf erforderlichen Insulinmengen via Schlauch und Teflon- oder Stahlkanüle in den Körper.

Inzwischen gibt es unauffällige Modelle, die relativ klein und leicht sind. Das Gerät bleibt in der Regel durchgängig am Körper des Patienten, kann aber beim Duschen oder Baden für einen kurzen Zeitraum abgekoppelt werden.

Da durch Insulinpumpen ständiges Spritzen entfällt, können sie die Lebensqualität verbessern.

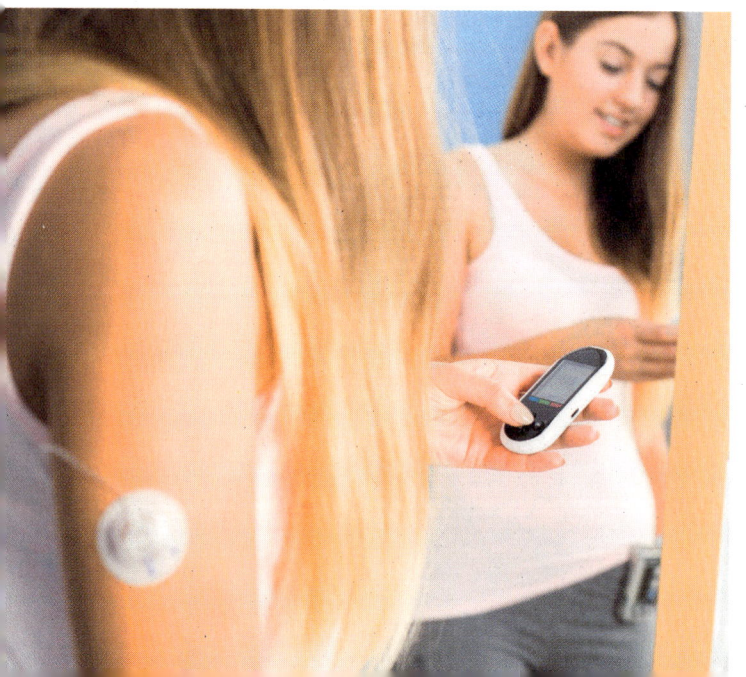

Um Druck auf die Nadel zu vermeiden, der Schmerzen oder Einblutungen verursachen kann, sollte die Kathetereinstichstelle nicht direkt unterhalb des Hosenbundes bzw. Gürtels gewählt werden.

Langes Tragen des Katheters oder mangelnde Hygiene kann zu Infektionen an den Einstichstellen führen. Sie verschwinden bei sachgemäßer Behandlung allerdings relativ schnell. Da Schlauch und Nadel mit Pflastern angebracht werden, kann dies bei Patienten mit Pflasterallergie empfindliche Reaktionen hervorrufen. Spezielle Hautpflegemittel (Pflasterlöser und Allergieblocker) können hier Abhilfe schaffen.

Die Insulinpumpe ermöglicht dem Träger Flexibilität hinsichtlich Essgewohnheiten, Tagesgestaltung und körperlicher Aktivität. Überdosierungen kommen durch eine Schutzeinstellung nicht vor, und die kontinuierliche Insulinzufuhr beugt starken Blutzuckerschwankungen vor. Darüber hinaus können durch das Gerät bessere HbA_{1c}-Werte erzielt werden.

Zur optimalen Einstellung des Geräts muss der Blutzucker öfters kontrolliert werden. In seltenen Fällen fällt die Pumpe aus, dann kann sich eine Ketoazidose (Übersäuerung des Blutes, siehe Seite 55 ff.) entwickeln.

Insulinpumpen werden vor allem bei Typ-1-Diabetikern eingesetzt, wenn trotz konventioneller Insulintherapie häufig erhebliche Unterzuckerungen auftreten und das Blutzuckerziel nicht erreicht wird. Die Anwendung des Gerätes eignet sich aber auch für Typ-2-Diabetiker.

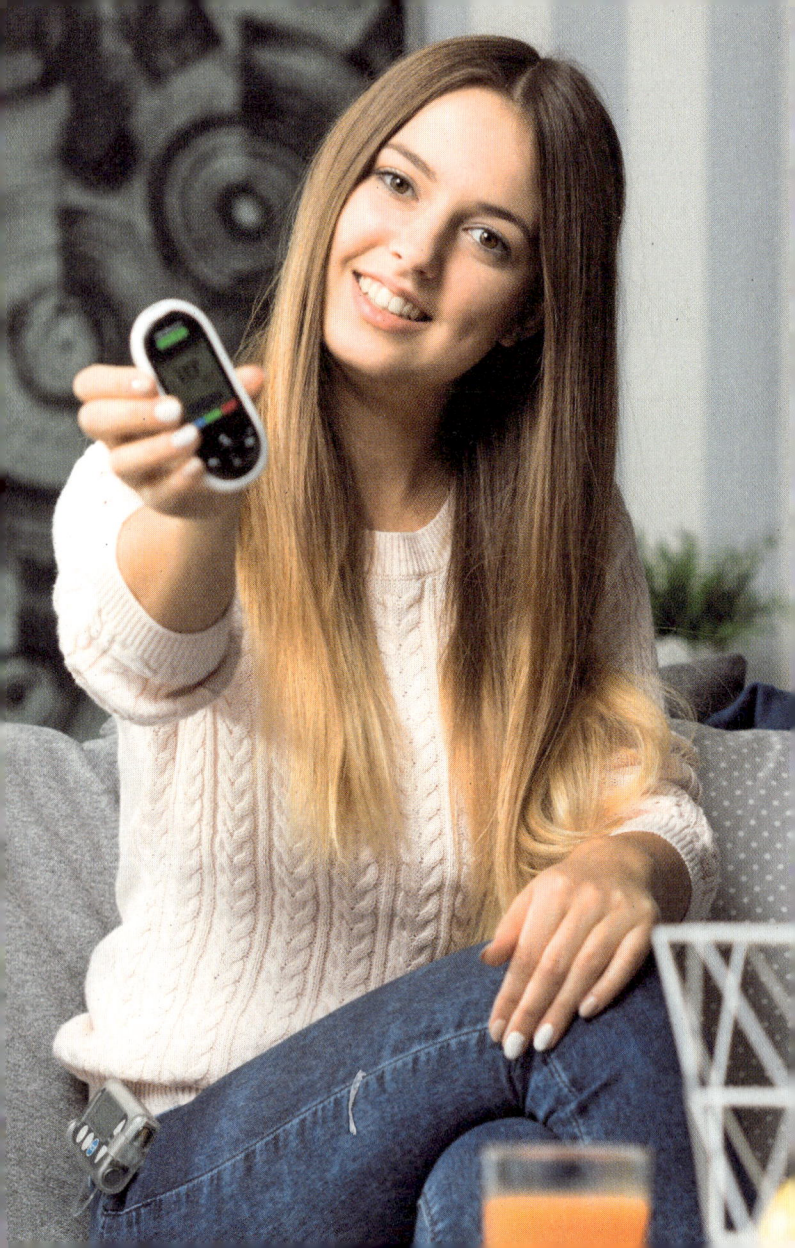

Wege zu einer guten Lebensqualität

Diabetiker können ihre Lebensqualität aktiv verbessern, wenn sie regelmäßige Vorsorge-untersuchungen in Anspruch nehmen, Akut-komplikationen und Spätfolgen von Diabetes mellitus durch entsprechende Maßnahmen vermeiden und einen gesunden Lebensstil pfle-gen. Darüber hinaus bieten Selbsthilfegruppen einen hilfreichen Erfahrungsaustausch, der das Leben mit Diabetes erleichtern kann.

Tests als Teil der Gesundheitsstrategie

Diabetes mellitus erfordert eine ganzheitliche Behandlung mit Bewegung, gesunder Ernährung und Medikamenten. Ist der Blutzucker allerdings schlecht eingestellt und sind die Blutzuckerwerte regelmäßig zu hoch, steigt das Risiko für Komplikationen und Folgeerkrankungen an. Deshalb wird alle drei Monate eine Kontrolluntersuchung empfohlen, bei der die nachfolgenden Werte bestimmt werden:

- Blutzuckerwert
- HbA_{1c}-Wert
- Blutdruck
- Körpergewicht und BMI
- Zustand der Füße

Zusätzlich empfehlen sich je nach individuellem Gesundheitszustand nachfolgende Untersuchungen, die man mindestens einmal pro Jahr durchführen sollte:

- Belastungs-EKG
- Blutfettwerte
- Nierenfunktionstest
- Untersuchung des Augenhintergrunds und Messung einer möglichen Verschlechterung des Sehvermögens
- Zahnärztliche Untersuchung (Rückgang des Zahnfleischs und Zahnfleischerkrankungen)

Akutkomplikationen behandeln

Akutkomplikationen entstehen innerhalb von kurzer Zeit – Tagen oder Stunden. Sie sind als medizinische Notfälle zu betrachten und können durch ärztliche Behandlung in der Regel relativ schnell behoben werden. Noch besser ist es, wenn sie im Vorfeld durch passende Essgewohnheiten, richtige Einnahme der Medikamente und regelmäßige Blutzuckerkontrolle verhindert werden. Bei Diabetes mellitus stehen zwei Akutkomplikationen im Vordergrund: die Hypoglykämie und das diabetische Koma (bei Typ-1-Diabetes: Ketoazidose; bei Typ-2-Diabetes: Hyperosmolares Syndrom).

Hypoglykämie

Bei einem Blutzuckerspiegel unter 60 mg/dl (3,3 mmol/l) liegt eine Unterzuckerung (Hypoglykämie) vor. Die Symptome sind dabei vielfältig (siehe Seite 54). Betroffene können bewusstlos werden und sogar ins Koma fallen. Häufige Unterzuckerungen stellen ein Risiko für spätere Demenz dar. Bei Patienten mit Herzerkrankungen besteht eine besonders große Gefahr, da im Zuge der Gegenregulation Stresshormone ausgeschüttet werden, die Blutdruck und Puls erhöhen. Sie können akute Herzrhythmusstörungen oder einen Herzinfarkt auslösen.

Patienten mit Typ-2-Diabetes, die nichtmedikamentös behandelt werden (Bewegung, Diät), haben im

Gegensatz zu Typ-1- und Typ-2-Diabetikern, die Insulin anwenden oder Medikamente zur Anregung der Insulinproduktion einnehmen, ein geringeres Risiko für diese Akutkomplikation.

POSTPRANDIALE HYPOGLYKÄMIE

INFO

Da der Körper versucht, die reduzierte Insulinwirkung zu kompensieren, ist zu Anfang eines Typ-2-Diabetes die Insulinproduktion häufig erhöht. Nach der Nahrungsaufnahme wird durch das überschüssige Insulin zu viel der anfallenden Glukose in die Zellen geschleust.

Ursachen

Insulin und Sulfonylharnstoffe: Eine Überdosierung von Sulfonylharnstoffen kann Unterzuckerung verursachen, da der Wirkstoff die Abgabe von Insulin ins Blut erhöht. Bei Diabetikern ist häufig eine Insulinüberdosis (etwa durch Fehleinschätzung des Kohlenhydratgehalts einer Mahlzeit oder körperliche Aktivität) für den Unterzucker verantwortlich. Es kann aber auch durch Fehler beim Spritzen des Präparats zu Komplikationen kommen. Durch Injektion in den falschen Muskel, von dem aus es schneller ins Blut gelangt, oder durch die irrtümliche Verwechslung mit einem anderen Insulintyp kann Unterzuckerung ausgelöst werden.

Bewegung: Die Tabletten- oder Insulindosis muss bei körperlicher Aktivität entsprechend verringert werden. Achtung! Auch einige Stunden nach intensiver Bewegung besteht weiterhin ein Hypoglykämierisiko.

Wechselwirkungen: Wechselwirkungen von Blutdruck-senkern und anderen Arzneimitteln können Unterzuckerung fördern.

Erkrankungen: Schilddrüsenunterfunktion führt zu einer erhöhten Insulinempfindlichkeit, wodurch die Glukose schneller aus dem Blut in die Zellen befördert wird und sich eine Unterzuckerung entwickeln kann. Akute Erkrankungen, die in Begleitung von Durchfall und Erbrechen auftreten, können ebenfalls Unterzuckerung auslösen. Gleiches gilt für schwere Lebererkrankungen. Hier sind Glukoseneubildung und Glykogenabbau gestört.

Verstärkte Durchblutung: Aufenthalte in der Sauna oder heiße Bäder fördern die Durchblutung der Haut, was den Insulintransport in den Kreislauf beschleunigt.

Alkohol: Alkoholische Getränke verringern die Glukose-ausschüttung von der Leber ins Blut und hemmen Hormone, die die Blutzuckerkonzentration erhöhen. Auf diese Weise wird der Insulineffekt potenziert.

Hormonelle Veränderungen: Typ-1-Diabetiker erleben mit der Zeit hormonelle Veränderungen. Die Produktion von Hyperglykämie-hemmenden Hormonen nimmt ab. In diesem Fall muss die Insulindosis unbedingt angepasst werden, um eine Unterzuckerung zu vermeiden. Gleiches gilt für Typ-2-Diabetiker.

Symptome

Man unterscheidet hierbei zwei Arten von Beschwerden:
1. Symptome, die durch Glukosemangel im Gehirn verursacht werden und sich bei langsam ablaufender Unterzuckerung entwickeln:

- Müdigkeit
- Verwirrung
- Sehstörungen
- Kopfschmerzen
- Krampfanfälle
- Konzentrationsschwäche
- Bewusstlosigkeit

2. Symptome, die durch Hormone ausgelöst werden und sich bei einer rasch auftretenden Unterzuckerung ereignen:

- Schwitzen
- Angst
- Hungergefühl
- Zittern
- Innere Unruhe
- Herzrasen oder Palpitationen (Herzstolpern)

Behandlung

Traubenzucker kann schnell Abhilfe bei Unterzuckerung schaffen – in der Regel genügen bereits 15 Gramm Glukose. Deswegen sollten Hypoglykämie-gefährdete Diabetiker immer Glukose dabeihaben. Entweder greift man zum handelsüblichen Traubenzucker, oder man entscheidet sich für Traubenzucker in Gelform, der in Apotheken erhältlich ist. Es eignen sich auch Gummibärchen, Zucker oder zuckerhaltige Limonade, da die in den Produkten enthaltenen Kohlenhydrate schnell wirken. Patienten mit Unterzuckerung sollte nur bei Bewusstsein Glukose in Form von Limonade oder Traubenzucker gegeben werden, bei Bewusstlosigkeit besteht Erstickungsgefahr. Bei einer schweren Unterzuckerung, die sich beispielsweise in Bewusstlosigkeit äußert, ist sofort ein Notarzt zu rufen, und die Betroffenen müssen in die stabile Seitenlage gebracht werden.

> **TIPP**
>
> *Achtung!* *Da Alpha-Glukosidase-Hemmer die Aufnahme von Haushaltszucker und Stärke verlangsamen, empfiehlt sich für Patienten, die diese Wirkstoffe einnehmen, in jedem Fall Traubenzucker dabei zu haben.*

Ketoazidose

Bei einer Ketoazidose handelt es sich um eine Stoffwechselübersäuerung (Azidose) durch Ketonkörper (z. B. Azeton). Sie tritt bei Typ-1-Diabetes infolge eines ausgeprägten Insulindefizits auf. Als Reaktion auf den Insulinmangel setzt der Organismus Stresshormone frei, wodurch sich eine Hyperglykämie entwickelt. Um den Energiebedarf zu decken, werden Ketonkörper und Fette abgebaut, wodurch es zu einer Übersäuerung kommt. Der Verlust des Gleichgewichts der Elektrolytverhältnisse kann Nierenfunktionsstörungen, Herzrhythmusstörungen sowie Wassereinlagerungen verursachen, welche besonders gefährlich für das Gehirn (Hirnödeme) sind. Im Endstadium können Schock oder Koma auftreten.

Ursachen

Typ-1-Diabetiker bekommen dann eine Ketoazidose, wenn die Erkrankung bereits längere Zeit besteht, alle Insulinreserven verbraucht und erhöhte Kortisol-, Katecholamin- und Glukagon-Werte vorliegen. Aber auch Typ-2-Diabetiker können solch eine Akutkomplikation entwickeln, sofern sie von Infektionen, schweren Erkrankungen oder Verletzungen betroffen sind.

Symptome

- Tiefe und schnelle Atmung (Kussmaulatmung)
- Übelkeit und Erbrechen
- Schwäche
- Benommenheit
- Extreme Müdigkeit

Behandlung

In jedem Fall muss ärztliche Hilfe gesucht werden. Bei einer diabetischen Ketoazidose wird Insulin verabreicht, damit die Zuckermoleküle in die Zellen geschleust werden. Ausreichende Flüssigkeitszufuhr (bis Essen und Trinken wieder möglich ist) ist zusätzlich nötig. Bei einer ausgeprägten Azidose und einem äußerst niedrigen pH-Wert des Blutes werden häufig Ausgleichsstoffe zur Abpufferung der sauren Stoffwechsellage im Blut eingesetzt. Meistens ist eine Kalium- oder Natriumsubstitution erforderlich, um den Elektrolythaushalt wieder ins Gleichgewicht zu bringen.

Liegt der Patient im Koma, werden sofort intensivmedizinische Maßnahmen zur Sicherung von Kreislauf und Atmung ergriffen. Außerdem wird die Funktion der inneren Organe abgesichert.

Hyperosmolares Syndrom

Das hyperosmolare Syndrom betrifft vorrangig ältere Typ-2-Diabetiker und entwickelt sich schleichend innerhalb von vielen Tagen oder Wochen. Hierbei treten abnorm hohe Blutzuckerwerte (über 600 md/dl) auf, die zu einem Verlust von Flüssigkeit und Elektrolyten führen. Häufig tritt dieses Syndrom in Begleitung einer leichten metabolischen Azidose auf.

Ursachen

Das hyperosmolare Syndrom entsteht, wenn Diabetiker zu wenig Wasser aufnehmen und/oder große Mengen Wasser (etwa durch Durchfall oder Erbrechen) verlieren. Außerdem kann es durch eine Behandlung mit Diuretika (Arzneimittel zur Ausschwemmung von Wasser) oder infolge von Infektionserkrankungen hervorgerufen werden. Liegt ein nichtdiagnostizierter Diabetes vor, nehmen Betroffene häufig über die Nahrung zu viel Zucker auf. Dies treibt den Blutzuckerspiegel in die Höhe und kann ebenfalls ein hyperosmolares Syndrom auslösen.

Symptome

- Vermehrter Durst
- Vermehrter Harndrang
- Weiche Augäpfel
- Wadenkrämpfe
- Schneller Puls
- Schwäche
- Blutzuckerspiegel von 600 mg/dl (33,3 mmol/l) oder mehr
- Gewichtsverlust
- Schwindel
- Sprachstörungen
- Schluckstörungen
- Niedriger Blutdruck

Behandlung

Es handelt sich dabei um einen medizinischen Notfall. Ein Arzt ist sofort zu verständigen. Dieser verabreicht dem Betroffenen zuerst große Mengen Flüssigkeit, ergänzt Bestandteile des Blutes (z. B. Chlorid, Kalium) und normalisiert den Blutzucker. Anschließend kontrolliert er alle relevanten Werte und leitet entsprechende Maßnahmen ein.

Langzeitkomplikationen verhindern

Mit Diabetes mellitus assoziierte Langzeitkomplikationen können den ganzen Körper betreffen und verheerende Auswirkungen haben. Sie entwickeln sich, wenn der Diabetes unzureichend behandelt ist und der Blutzucker mehrere Jahre lang zu hoch ist. Die einzige Ausnahme sind Herzerkrankungen, die nicht durch hohe Blutzuckerwerte verursacht werden. Allerdings können sie durch abnorme Blutzuckerwerte verschlimmert werden. Mit einer guten Stoffwechseleinstellung kann man Folgeerkrankungen vorbeugen und diesen bereits im Vorfeld den Garaus machen. Über Nervenschäden, Augenleiden & Co. muss man sich dann wahrscheinlich niemals Gedanken machen.

Nierenerkrankungen

Diabetische Nierenschädigungen sind leider keine Seltenheit: Bei etwa 25 Prozent der Typ-2-Diabetiker entwickelt sich zehn Jahre nach der Diabetes-Diagnose eine Nierenfunktionsstörung. Knapp ein Prozent von ihnen weist zu diesem Zeitpunkt bereits eine fortgeschrittene Nierenerkrankung auf.

Die Nierenkörperchen (Glomeruli) sind kleine Filtereinheiten in den Nieren, die sich aus je einem kapillären Gefäßknäuel zusammensetzen und kleinmolekulare

Substanzen wie Schadstoffrückstände, Harnstoff oder Salze aus dem Blut filtern. Hierfür werden die klein-molekularen Stoffe durch die Kapillarwand und deren äußere Hülle (Basalmembran) gepresst und schließlich mit dem Harn abgesondert. Großmolekulare Substanzen wie Blutkörperchen oder Proteinen (Eiweiße) ist es gewöhnlich nicht möglich, den feinmaschigen Filter zu passieren.

Erhöhte Blutzuckerwerte verzuckern die Eiweiße des Maschenwerks der Basalmembran. Die Netzmaschen werden größer, was die Wände der kleinen Blutgefäße der Nierenkörperchen schädigt. Die Netzmaschen werden in der Folge größer, die Basalmembran quillt auf. Durch die veränderte Struktur der Nierenkörperchen kommt es zu Nierenschäden. Außerdem verschlechtert sich die Durchblutung der Niere, da sich die Kapillarwände weiten.

Die Nieren sind bei langfristig abnormen Blutzuckerwerten für Schädigungen besonders gefährdet.

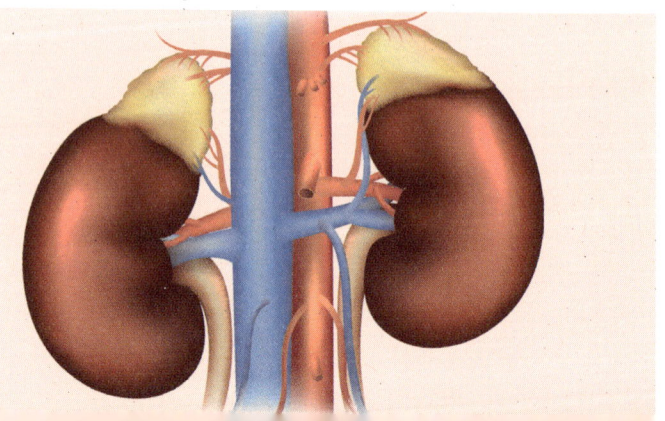

Bei einer Nephropathie sind die Entgiftung des Blutes sowie die Regulierung des Wasserhaushalts durch die Nieren nicht mehr ausreichend gesichert. Zudem erhöht sich infolge der Nierenschädigung der Blutdruck, was die Nieren- und Gefäßfunktion negativ beeinträchtigt.

Risikofaktoren

Beeinflussbare Risikofaktoren:

- ungünstige Blutzuckereinstellung
- Übergewicht
- erhöhte Fettstoffwechselwerte
- hohe Blutdruckwerte

Unbeeinflussbare Risikofaktoren:

- gleichzeitiges Vorliegen einer Retinopathie (siehe Seite 65 f.)
- Dauer der Diabetes-Erkrankung
- fortgeschrittenes Lebensalter
- genetische Vorbelastung (Nierenerkrankungen und Bluthochdruck in der Familie)

Behandlung

Die optimale Einstellung des Stoffwechsels ist von größter Bedeutung. Sie kann eine beginnende Nieren-schädigung verzögern und häufig sogar vollständig aufheben. Bei Typ-1- und Typ-2-Diabetikern hängt die Verschlechterung der Nierenfunktion von der Einstellung der Blutzucker- und HbA_{1c}-Werte ab. In der Regel tritt ein terminales Nierenversagen bei Typ-1-Diabetikern mit HbA_{1c}-Werten unter acht Prozent nicht auf.

Darüber hinaus kann bei erhöhtem Blutdruck eine Blutdrucksenkung mit geeigneten Medikamenten eine wirksame Maßnahme zur Prävention der diabetischen Nephropathie sein. Bei Diabetikern ohne Nierenschaden sind Blutdruckwerte unter 140/90 mmHg erstrebenswert. Erhöhter Blutdruck kann sich aber auch infolge einer Nierenschädigung ergeben. In diesem Fall kann eine Blutdrucksenkung auf unter 130/80 mmHg das Fortschreiten der Nephropathie herauszögern.

Nikotinabstinenz ist empfehlenswert, da die Inhaltsstoffe im Zigarettenrauch die Blutgefäße in der Niere verengen und die Entwicklung von Nierenschädigungen beschleunigen bzw. begünstigen. Außerdem wird von übermäßiger Eiweißzufuhr über die Nahrung abgeraten – ideal sind weniger als 0,8 Gramm pro Kilogramm Körpergewicht.

Bei chronischem Nierenversagen können eine Nierenersatztherapie (Dialyse) und/oder eine Nierentransplantation erforderlich sein.

Gefäßerkrankungen

Insbesondere Typ-2-Diabetiker haben häufig Bluthochdruck, der ein enormes Risiko für Gefäßveränderungen darstellt. Die Kombination aus diabetischer Stoffwechsellage, erhöhten Blutfettwerten und Bluthochdruck ist fatal, da sie Ablagerungen in den Gefäßen fördert.

Durchblutungsstörungen können beispielsweise einen Herzinfarkt auslösen und im Gehirn einen Schlaganfall verursachen.

Eine regelmäßige Kontrolle der Blutgefäßfunktion, des Blutdrucks sowie des Cholesterinspiegels und eine gute Stoffwechseleinstellung sind deswegen unbedingt notwendig. Durch geeignete Behandlung können die lebensbedrohlichen Folgen von Durchblutungsstörungen verhindert werden.

Augenerkrankungen

Augenerkrankungen, die zu Sehstörungen und im schlimmsten Fall zur Erblindung führen, sind bei Diabetikern keine Seltenheit. Hauptsächlich treten grauer Star (Katarakt), diabetische Retinopathie und Makulaödem auf. Die meisten mit Diabetes assoziierten Augenerkrankungen verursachen anfangs kaum Symptome, weshalb sie häufig viel zu spät erkannt werden. Sorgfältige Kontrolluntersuchungen sowie enge Absprachen zwischen Haus- und Augenarzt sind deshalb unbedingt notwendig.

TIPP

Diabetiker sollten ihre Augen regelmäßig untersuchen lassen. So beugen Sie Komplikationen vor, oder diese können bei bereits bestehender Erkrankung rechtzeitig behandelt werden.

Katarakt

Bei einem Katarakt handelt es sich um eine Linsentrübung, die sich häufig erst nach längerer Zeit bemerkbar macht. Katarakte treten in der Regel erst im fortgeschrittenen Alter (über 50 Jahre) auf. Bei Diabetikern können sie sich allerdings schon früher entwickeln. Die Trübung der Linse vollzieht sich in einem schleichenden Prozess, und der Sehverlust nimmt nur langsam zu, weshalb er von Betroffenen häufig kaum bemerkt wird.

Typische Symptome sind:

- Fleckiges oder trübes Sehen
- Blendungserscheinungen (bei Licht, Sonne oder nachts beim Autofahren)
- Erfordernis für helleres Licht bei verschiedenen Aktivitäten wie z. B. beim Lesen
- Häufiger Wechsel in der Brillenglasverordnung

Sofern die Trübung der Linse nicht altersbedingt ist, können Katarakte auch durch Medikamente, Strahlenbelastung der Linse oder Augenverletzungen verursacht werden. Weitere Risikofaktoren sind Rauchen, übermäßiger Alkoholkonsum sowie exzessive Sonnenlichteinwirkung. Katarakte werden ausschließlich operativ behandelt, wobei die Linse des betroffenen Auges durch eine künstliche Linse ersetzt wird. Der Eingriff ist in der Regel schmerzlos und kann teilweise sogar ambulant durchgeführt werden.

Diabetische Retinopathie und Makulaödem

Bei einer diabetischen Retinopathie ist die Gefäßwand der Netzhaut geschädigt. Zusätzlich bilden sich kleine Gefäßausbuchtungen (Mikroaneurysmen). Im Anfangsstadium können Symptome wie verschwommenes Sehen oder andere Sehstörungen vorkommen. Teilweise treten aber auch lange Zeit kaum merkliche oder gar keine Beeinträchtigungen des Sehvermögens auf.

Bei fortschreitender Retinopathie entwickeln sich wegen der schlechten Blutversorgung neue Blutgefäße in der Retina. Sie sind schwach ausgebildet, und es kommt leicht zu Blutungen auf der Oberfläche der Retina. Die neuen Gefäße können aber auch in den Glaskörper einwachsen und dort hineinbluten. Durch Blutungen und Narbenbildung löst sich die Netzhaut ab, was schließlich zur Erblindung führen kann. Sobald Flüssigkeit aus den Mikroaneurysmen austritt, kann eine Schwellung (Ödem) im Bereich der Makula (zentraler Bereich der Retina) auftreten. Symptome machen sich in der Regel erst bei einer ausgeprägten Schwellung bemerkbar. Hierbei kommt es häufig zu verschwommenem oder verzerrtem Sehen. Besonders das Dämmerungs-/Nachtsehen ist häufig beeinträchtigt.

Da die Ursachen ein zu hoher Blutdruck sowie zu hohe Blutzuckerwerte sind, kann die Entwicklung der Erkrankung im Vorfeld durch eine gute Stoffwechseleinstellung und bei Bedarf durch blutdrucksenkende Maßnahmen verhindert werden.

Meist wird eine diabetische Retinopathie mit Lasertherapie behandelt. Darüber hinaus kann auch eine Behandlung mit Antikörpern Abhilfe schaffen.

Nervenerkrankungen

Diabetische Nervenerkrankungen (Neuropathien) sind eine häufige Spätfolge von Diabetes. Sie verursachen unterschiedliche Beschwerden. Neuropathien sind unter anderem auf eine anhaltende ungünstige Stoffwechseleinstellung zurückzuführen. Sie können bereits im frühen Stadium mittels spezieller Nervenuntersuchungen identifiziert werden. Eine gute Diabetes-Einstellung ist das A und O zur Vorbeugung von Nervenschäden. Man unterscheidet zwischen zwei Arten von Neuropathien:

Periphere Neuropathie

Hierbei handelt es sich um Nervenschädigungen in den Beinen und Füßen, teilweise auch in den Händen. Sie treten in Verbindung mit dumpfen, stechenden oder auch bohrenden Schmerzen auf und sind besonders in Ruhe stark ausgeprägt. Hinzu kommen Taubheitsgefühle, Sensibilitätsstörungen und Kribbeln (siehe Fußprobleme Seite 67 f.).

Autonome Neuropathie

Diese Form der Nervenerkrankung ist seltener. Hier kommt es zu Funktionsstörungen der inneren Organe. Ist der Magen-Darm-Trakt betroffen, äußert sich das beispielsweise durch Übelkeit. Im Herzen kann es zu einer Verringerung der Herzfrequenzvariabilität kommen, in den Sexualorganen machen sich Nervenschädigungen durch erektile Dysfunktion (Impotenz) bemerkbar, und an der Blase können Entleerungsstörungen auftreten.

Fußprobleme

Diese sind bei Diabetikern an der Tagesordnung, da durch Diabetes die Sensibilität im Fuß abhandenkommt und sich die Wundheilung verschlechtert. Fußamputationen aufgrund von Geschwüren sind bei Diabetikern leider keine Seltenheit. Durch frühzeitige Kontrolle und Pflege kann solchen Problemen vorgebeugt werden. Sie können und Sie MÜSSEN sogar aktiv die Gesundheit Ihrer Füße fördern. Schenken Sie Ihren beiden Gefährten, die Sie durchs Leben tragen, tagtäglich Ihre Aufmerksamkeit – damit das auch weiterhin so bleibt.

Behalten Sie die Gesundheit Ihrer Füße immer im Blick!

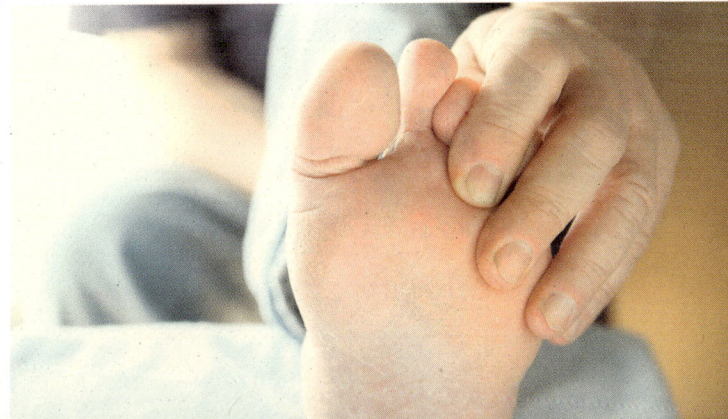

So halten Sie Ihre Füße lange gesund

🔻 Sie sollten so oft wie möglich die Sensibilität und Durchblutung (Knöchel-Arm-Index) sowie den Zustand Ihrer Füße von Ihrem Arzt kontrollieren lassen.

🔻 Gehen Sie regelmäßig zur medizinischen Fußpflege, und nehmen Sie dort eine Diabetes-spezifische Pflege in Anspruch. Sie hilft Ihnen bei Problemen mit Schwielen, Hornhaut, offenen Wunden und ist bei Neuropathie unerlässlich. Sollten Sie Probleme beim Nagelkürzen haben, überlassen Sie das lieber dem Profi.

🔻 Widmen Sie sich selbst der Pflege Ihrer Füße und machen Sie Fußbäder. Testen Sie dabei aber bitte die Wassertemperatur, bevor Sie Ihre Füße hineingeben. Trocknen Sie danach die Füße immer gründlich ab, und cremen Sie sie anschließend gut ein.

🔻 Vermeiden Sie Verletzungen aller Art – selbst die winzigsten. Laufen Sie deshalb nicht barfuß, und achten Sie darauf, dass keine Steinchen in Ihren Schuhen sind, bevor Sie hineinschlüpfen.

🔻 Bevorzugen Sie nur qualitativ hochwertiges Schuhwerk, damit keine Druckstellen oder Blasen entstehen.

TIPP

Testen Sie regelmäßig die Berührungsempfindlichkeit Ihrer Füße mit einem 10-g-Filament. Die Geräte sind in Sanitätshäusern und via Internet erhältlich.

Bewegung und Sport

Reichlich Bewegung verhilft zu einem positiven Körpergefühl, baut Stress ab, beugt Herz-Kreislauf-Erkrankungen vor, reduziert den systolischen Blutdruck, senkt den Ruhepuls und lässt überflüssige Pfunde purzeln. Außerdem soll körperliche Aktivität die Stoffwechselkontrolle und die Insulinsensitivität optimieren.

Ausreichend Bewegung ist fester Bestandteil der Typ-2-Diabetes-Therapie. Aber auch Typ-1-Patienten profitieren von günstigen Effekten. Ihnen sind bei der Wahl der Sportarten oder der Intensität des Trainings keine Grenzen gesetzt, vorausgesetzt, die Therapie wird entsprechend angepasst.

Für Typ-1-Diabetiker und Typ-2-Diabetiker, die Insulin spritzen, gilt: Achten Sie beim Sport und auch einige Stunden danach auf Ihre Blutzuckerwerte, die nach anstrengender körperlicher Ertüchtigung stark abfallen können. Es empfiehlt sich, den Stoffwechsel beim Sport passend einzustellen – entweder durch zusätzliche Kohlenhydrataufnahme oder durch Verringerung der Insulindosis.

Ideales Training

Um einen gesunderhaltenden Effekt zu erzielen, sollte der Körper nicht überbeansprucht werden. Diabetiker sollten sich Rat beim Arzt bezüglich der geeigneten Trainingsintensität einholen, da sie häufig Verkalkungen an den Gefäßwänden oder Schädigungen der Netzhaut aufweisen. In beiden Fällen ist eine körperliche Überbeanspruchung gefährlich. So kann es bei Verkalkungen der Gefäßwände beispielsweise zu einem Herzinfarkt kommen.

Idealerweise sollte das Training zwei- bis dreimal wöchentlich ausgeübt werden. Ausreichende Trainingspausen sind wichtig, damit sich die Muskeln wieder regenerieren können. Eine Kombination aus Ausdauer- und Kraftsport wird empfohlen.

Walking: Eignet sich hervorragend als Einstiegssportart und kann entweder als sanftes Ausdauertraining oder als intensives Kraft- und Konditionstraining ausgeführt werden. Beim dynamischen Gehen ist die tatsächliche Geschwindigkeit weniger wichtig als die Konzentration auf die Körperspannung und auf eine aufrechte Haltung sowie die gleichmäßige Ausführung der Bewegungen. Walking oder sanftes Lauftraining hat einige Vorteile:

- Sie bewegen sich an der frischen Luft.
- Muskeln werden aufgebaut.
- Die Kondition wird trainiert.
- Der Stoffwechsel wird stimuliert.
- Das Herz-Kreislauf-System und die Atmung werden aktiviert.
- Das Immunsystem wird gestärkt.
- Leistungsfähigkeit und Beweglichkeit verbessern sich.
- Sie verbrennen Fett und nehmen ab.

Aber auch Schwimmen und Radfahren eignen sich für Diabetiker, die lange keinen Sport mehr getrieben haben und langsam wieder zu körperlicher Fitness zurückfinden möchten. Außerdem sind Übungen aus dem Repertoire von Yoga, Qi Gong oder Pilates empfehlenswert.

INFO

SO VERMEIDEN SIE STARKEN BLUTZUCKERABFALL BEIM SPORT

- Passen Sie die Therapie Ihrer Bewegungsanforderung an – am besten in Absprache mit einem Arzt.
- Messen Sie Ihren Blutzuckerspiegel vor, während und nach dem Sport, dann wissen Sie, wie Ihre Werte auf die körperliche Aktivität reagieren.
- Nehmen Sie während längerer Trainingseinheiten schnelle (z. B. Traubenzucker, Gummibärchen, Limonade) und langsame Kohlenhydrateeinheiten (z. B. Müsliriegel) zu sich. So wird der Blutzuckerspiegel angehoben und kann auf stabilem Niveau gehalten werden.
- Für Unterzuckerung anfällige Diabetiker sollten für den Notfall stets schnell wirkende Kohlenhydrate in der Tasche haben.
- Zu hohe Blutzuckerwerte (über 250 mg/dl) vor dem Sport können schwerwiegende Folgen haben! Sofern sie nicht abfallen oder sich gar erhöhen, ist das ein Hinweis auf ein absolutes Insulindefizit.

Entspannungsübungen

Entspannungsmethoden wie Meditation oder autogenes Training bringen Körper, Geist und Seele ins Gleichgewicht. Sie wirken Stress entgegen und helfen dabei, bewusster zu leben. Die Atmung ist von großer Bedeutung für die Entspannung. Bewusste Atmung belebt, spendet Kraft und Energie.

Atemmeditation

Der Atem ist ein Symbol für Empfindungen, Worte und Bilder, die auftauchen und wieder verschwinden. Durch Atemmeditationen können Sie negative und überflüssige Gedanken reduzieren, Geist, Kraft und Freude aktivieren und das Konzentrationsvermögen verbessern. Führen Sie die nachfolgende Atemmeditation so oft wie möglich durch – am besten einmal täglich. Wie lange Sie sich dafür Zeit nehmen, bleibt Ihnen überlassen; Sie sollten jedoch mindestens 20 Minuten einplanen. Setzen Sie sich auf einen bequemen Stuhl oder Sessel. Stellen Sie Ihre Füße parallel zueinander fest auf den Boden, und lassen Sie Ihre Arme entspannt auf Ihren Oberschenkeln aufliegen. Achten Sie dabei auf eine gerade Kopfhaltung, und vermeiden Sie es, sich an der Stuhl- oder Sessellehne anzulehnen. Entspannen Sie sich, und atmen Sie langsam ein und aus. Finden Sie einen regelmäßigen und ruhigen Atemrhythmus.

Schließen Sie nun Ihre Augen, und hören Sie in sich hinein. Konzentrieren Sie sich auf Ihre Bauchdecke, und fühlen Sie, wie sie sich mit jedem neuen Atemzug hebt und beim Ausatmen wieder senkt. Spüren Sie die Luft, die Sie durch Ihre Nase aufnehmen: Beim Einatmen ist sie noch recht kühl, und beim Ausatmen strömt sie warm durch Ihre Nasenlöcher.

Beim Einatmen sagen Sie: »Ich öffne mich«, und beim Ausatmen denken Sie: »Ich lasse vollständig los«.

INFO

MEDITATIONSTIPPS FÜR ANFÄNGER

- Sorgen Sie für Ruhe während der Meditation, und eliminieren Sie alle Störfaktoren (schalten Sie Ihr Handy aus, ziehen Sie den Stecker des Festnetztelefons). Suchen Sie sich einen ruhigen Platz in Ihrem Zuhause, an dem Sie niemand stört!
- Eine angenehme Atmosphäre begünstigt die Meditation. Zünden Sie ein Räucherstäbchen mit einem wohlduftenden Aroma an, oder machen Sie ein Duftlämpchen an. Auch eine angenehme Entspannungsmusik kann beim Abschalten helfen.
- Ziehen Sie zum Meditieren lockere und leichte Kleidung an.
- Wählen Sie eine angenehme Position. Für Anfänger eignen sich besonders Meditationen im Liegen oder Sitzen.

Gehen Sie tief in sich hinein, und machen Sie sich bewusst, dass Sie das Bewusstsein in diesem atmenden Organismus sind. Ergründen Sie dabei Ihr eigenes Ich. Lassen Sie los, und lösen Sie sich von allem Flüchtigen, das kommt und geht. Nur das grenzenlose Bewusstsein bleibt. Machen Sie sich frei von Empfindungen. Wenn Ihnen das nicht auf Anhieb gelingt, konzentrieren Sie sich einfach wieder auf die Atmung, und lassen Sie Gedanken und Gefühle vorbeiziehen.

Nach einer Weile öffnen Sie langsam die Augen und kehren sanft wieder zurück in den Alltag.

Autogenes Training

Das autogene Training ist eine auf Autosuggestion (Selbsthypnose) beruhende Entspannungsmethode. Der Begriff *autogen* ist dem Griechischen entlehnt und bedeutet sinngemäß *selbsterzeugt*. Der Berliner Psychiater Johannes Heinrich Schultz (1884–1970) entwickelte diese Methode aus der Hypnose und stellte sie erstmals 1926 vor. Autogenes Training ist heute weltweit als Entspannungsmethode und psychotherapeutisches Verfahren anerkannt. Man erreicht hierbei den Zustand der konzentrativen Selbstentspannung durch regelmäßige Konzentrationsübungen in Entspannungshaltung.

Die Grundstufe umfasst Übungen zur Muskel- und Gefäßentspannung sowie Organübungen, die Herz und Atmung betreffen. Im Übungsverlauf kommt es zu einer beruhigend wirkenden vegetativen Umschaltung, die sich von den Gliedmaßen ausgehend über den ganzen Körper ausbreitet.

Von entscheidender Bedeutung ist, dass die Erlebnisse autogen bleiben, also ohne fremdhypnotischen Beitrag ganz allein vom Übenden autosuggestiv erzeugt und durch Rücknahme wieder beendet werden.

Regelmäßiges Training zwei- bis dreimal täglich wird empfohlen. Diese Entspannungstechnik kann fast überall und jederzeit bei Bedarf zur Selbstentspannung benutzt werden.

Die Grundstufe des autogenen Trainings ist die am häufigsten praktizierte Form. In der Regel besteht sie aus sieben Übungen, die **nacheinander** ausgeführt werden. Eine Übung davon dauert anfangs nur etwa drei Minuten. Sie können diese Entspannungstechnik entweder sitzend auf einem Stuhl oder noch besser liegend auf einem angenehmen Untergrund ausführen. Um nicht auszukühlen empfiehlt es sich, sich mit einer leichten Decke zuzudecken.

1. Ruheübung:

Schließen Sie die Augen, gehen Sie in sich, und sagen Sie sich: »Ich bin ganz ruhig, nichts kann mich stören.« Wiederholen Sie diese Formel im Geiste einige Male.

2. Schwereübung:

Sie bleiben nach wie vor liegen (oder sitzen) und sagen sich: »Meine Arme und Beine sind ganz schwer.«

Wiederholen Sie diese Formel im Geiste einige Male. Sie werden merken, wie Ihre Gliedmaßen von einem Gefühl der Schwere durchdrungen werden.

3. Wärmeübung:

Nach der Schwereübung wird die Durchblutung der Gliedmaßen gefördert. Sagen Sie sich mehrmals hintereinander: »Meine Arme und Beine sind ganz warm.«

4. Atemübung:

Wenn sich die Gliedmaßen warm anfühlen, wird die Entspannung gesteigert. Dieser Abschnitt besteht aus einer gezielten Konzentration auf den Atem. Sagen Sie sich: »Mein Atem fließt ruhig und gleichmäßig.«

Autogenes Training führt einen tiefen Entspannungszustand herbei.

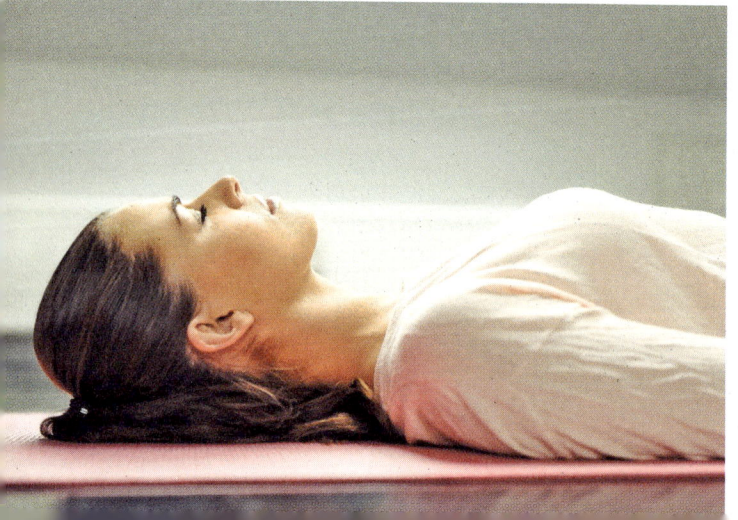

Wiederholen Sie diese Formel im Geiste einige Male. Atmen Sie während der Durchführung allerdings nicht gezielt länger ein und aus. Überlassen Sie die Regulierung des Atemrhythmus Ihrem Körper, und lassen Sie Ihren Atem frei fließen.

5. Herzübung:

Nun konzentrieren Sie sich auf Ihren Herzschlag. Sagen Sie sich mehrmals: »Mein Herz schlägt ruhig und regelmäßig.«

6. Sonnengeflechtsübung:

Anschließend wird das Bauchzentrum fokussiert. Hierfür sagen Sie sich: »Mein Leib wird strömend warm.« Wiederholen Sie diese Formel im Geiste einige Male.

7. Kopfübung:

Dieser Teil stimuliert die Konzentration und belebt. Sagen Sie sich mehrmals: »Der Kopf ist klar, die Stirn ist kühl.«

Zum Schluss sprechen Sie erneut im Geiste zu sich selbst: »Arme fest! Tief Luft holen! Augen auf!« Dann öffnen Sie die Augen, strecken sich und schließen das autogene Training damit bewusst ab. Am besten lernen Sie diese Entspannungstechnik, wenn Sie sich einer Trainingsgruppe unter fachmännischer Leitung anschließen. Übung macht den Meister!

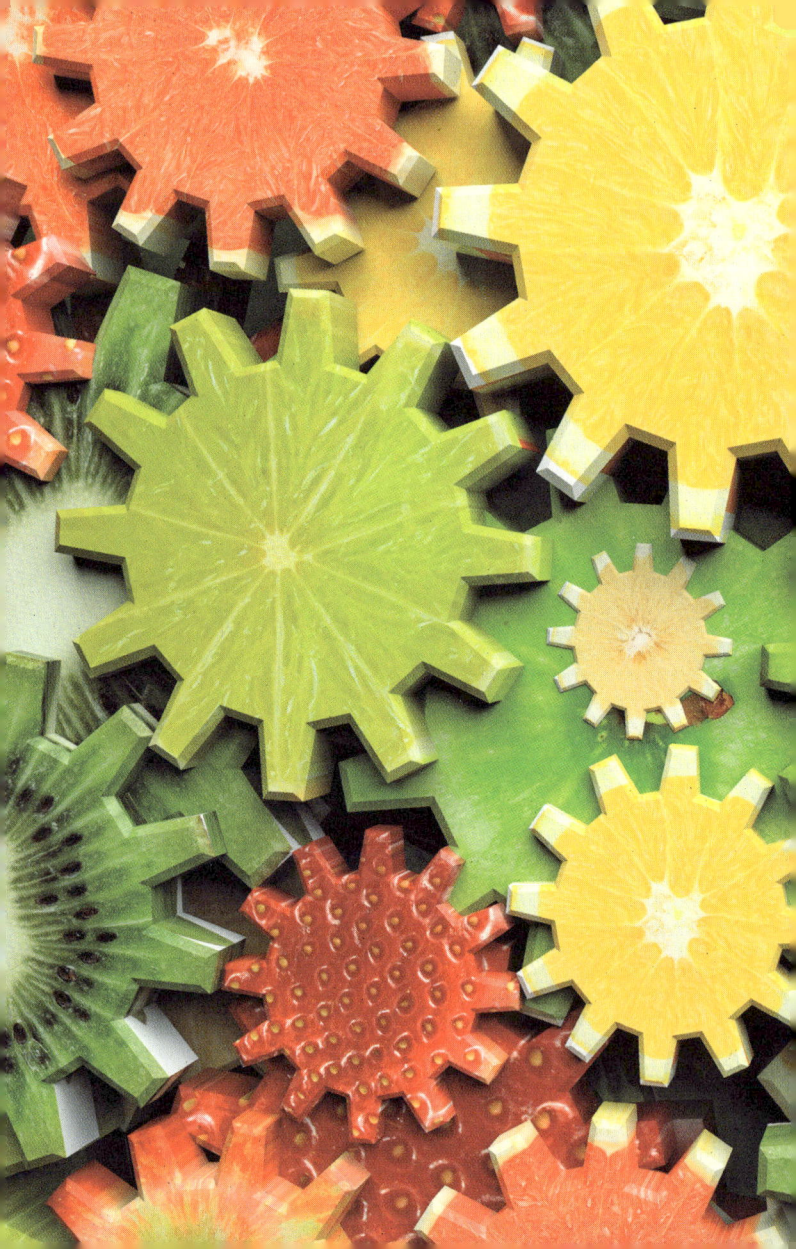

Essen Sie sich gesund!

»Richtig essen« ist bei Typ-2-Diabetikern ein wichtiger Therapiebaustein, kann Folgeerkrankungen verhindern und lässt nebenbei überflüssige Pfunde purzeln. Auch Typ-1-Diabetiker profitieren von einer ausgewogenen Ernährung.

Das sollten Sie wissen

Eine ausgewogene und richtige Ernährung ist das A und O bei Diabetikern. Sie steigert bei Typ-1-Diabetikern zwar das allgemeine Wohlgefühl, allerdings kann die Erkrankung damit nicht beseitigt werden. Typ-1-Diabetiker dürfen keine Mahlzeit auslassen, sollten Zwischenmahlzeiten zu sich nehmen und müssen den Kohlenhydratgehalt ihres Essens stets im Blick behalten, um die Insulindosis entsprechend anzupassen – Gleiches gilt für Typ-2-Diabetes-Patienten, die Insulin spritzen. Alkohol sollte möglichst nicht konsumiert werden, da er die Insulinaktivität anregt und ein Risikofaktor für Unterzuckerung ist. Sollte beispielsweise aufgrund eines feierlichen Anlasses doch Alkoholisches getrunken werden, sollten Sie stets etwas dazu essen – z. B. eine Scheibe Vollkornbrot.

TIPP

Patienten mit erhöhtem Blutdruck sollten übermäßiges Salzen von Speisen vermeiden. Wenn Sie mit Rosmarin, Thymian, Knoblauch, Pfeffer, Zitrone, Limette und Lorbeerblättern würzen, können Sie Salz einsparen oder sogar ganz weglassen.

Die Ernährung spielt auch bei der Behandlung von Typ-2-Diabetes eine wichtige Rolle. In Kombination mit körperlicher Aktivität kann sie die Insulinresistenz aufheben oder zumindest bessern. Im Gegensatz zu Typ-1-Diabetikern sind Typ-2-Diabetiker häufig übergewichtig und sollten versuchen, ihr Gewicht durch gesunde Ernährung und Bewegung zu reduzieren. So kommt der Stoffwechsel wieder in Schwung. Nahrungsmittel, die den LDL-Anteil an Cholesterin in die Höhe treiben, sollten vermieden werden. Die Ernährung zielt hier also darauf ab, die HbA_{1c}-Werte, die Blutfett- und Blutdruckwerte zu verbessern. Auf diese Weise beugen Sie Langzeitschäden vor.

Blutfettwerte

Cholesterin ist ein lebenswichtiger Baustoff von Zellmembranen und Fetteiweißstoffen, Hormonen und Gallensäuren. Im Blut wird Cholesterin in Teilverbindungen als LDL (low density lipoprotein)-Cholesterin sowie als HDL (high density lipoprotein)- und VLDL (very low density lipoprotein)-Cholesterin transportiert. Die Bestimmung der Cholesterinwerte dient vor allem der Risikoabschätzung für Herzerkrankungen. Die Bestimmung des LDL- und HDL-Werts eignet sich gut zur Früherkennung des Arterioskleroserisikos bzw. des Risikos für eine koronare Herzkrankheit. Regelmäßiges Körpertraining und sportliche Aktivität verbessern den HDL-Spiegel.

LABORWERTE

Gesamtcholesterin-Normalwert
Erwachsene ≤ 190 mg/dl (5,0 mmol/l)

HDL-Cholesterin-Normalwerte
Männer ≤ 40 mg/dl (≤ 1,0 mmol/l)
Frauen ≤ 50 mg/dl (≤ 1,3 mmol/l)

LDL-Cholesterin-Normalwert
Erwachsene ≤ 115 mg/dl (≤ 3,0 mmol/l)

Nachhaltig abnehmen bei Typ-2-Diabetes

Definitionsgemäß beginnt Übergewicht bei einem Body-Mass-Index (BMI) über 25, Adipositas bei Werten über 30. Übergewicht entsteht durch ein Bündel an Ursachen, wobei die genetische Prägung erst zusammen mit weiteren Risikofaktoren wirksam wird:
Bewegungsmangel, Nahrung im Überfluss, große Portionen, hochkalorische Lebensmittel (Softdrinks, Fast Food, Süßigkeiten), Naschverhalten, Fertigprodukte mit viel Fruchtzucker, Frust, Stress, Depressionen, Essstörungen, Psychopharmaka, Stoffwechselstörungen und Lebensmittelunverträglichkeiten.
Verschärfend kommen übermäßiger Alkoholkonsum sowie eine aggressive Werbung für zuckerhaltige Nah-

rungsmittel hinzu. Je höher der BMI jenseits von 25 liegt, desto größer ist das Gesundheitsrisiko – Diabetes-Typ-2-Risiko inklusive.

Mit folgender Formel kann der Body-Mass-Index berechnet werden:

$$BMI = \frac{\text{Körpergewicht in Kilogramm (kg)}}{\text{Körpergröße in Metern (m)}^2}$$

Kategorie	BMI	Gesundheitsrisiko
Untergewicht	< 18,5	gering erhöht
Normalgewicht	18,5–24,9	durchschnittlich
Präadipositas	25,0–29,9	gering erhöht
Adipositas	> 30,0	erhöht bis sehr hoch

Ihr Kalorienbedarf

Sie können Ihren individuellen Kalorienbedarf ganz einfach mit nachfolgender Formel berechnen:

> Ist-Gewicht x 30 x Alterskorrekturfaktor
> = Kilokalorienbedarf zum Gewichthalten
>   bei Normalgewichtigen.

Sofern Sie übergewichtig oder adipös sind, verwenden Sie für die Rechnung Ihr Soll-Gewicht, das heißt, Ihr individuelles Zielgewicht. Nehmen Sie sich nicht zu viel vor, und setzen Sie sich ein realistisches Zielgewicht – am besten in Absprache mit Ihrem Arzt. Als Orientierungshilfe dient ebenfalls der BMI.

Sie können Ihr Idealgewicht aber auch folgendermaßen ermitteln:

> Männer:
> Körpergröße in Zentimeter – 100 – 5 Prozent
> = geschätztes Idealgewicht
>
> Frauen:
> Körpergröße in Zentimeter – 100 – 10 Prozent
> = geschätztes Idealgewicht

Die Formel zur Berechnung Ihres Kalorienbedarfs, um auf Ihr Idealgewicht zu kommen, sieht dann wie folgt aus:

> Idealgewicht x 30 x Alterskorrekturfaktor
> = geschätzter Kalorienbedarf,
>   um Ihr Zielgewicht zu erreichen.

Mit wenigen Ausnahmen führen die meisten Reduktionsdiäten tatsächlich eher zu einer Gewichtszunahme! Das hat viele Gründe. Zunächst einmal kann es sein, dass Sie statt Fett Muskeleiweiß und Wasser verlieren. Bei Hungerkuren (Crash-Diät oder Radikaldiät) ist das meistens der Fall.

ÜBERSICHT ALTERSKORREKTURFAKTOR

INFO

Da sich mit dem Alter der Energiebedarf reduziert, müssen die nachfolgenden Korrekturfaktoren in die Berechnung des geschätzten Kilokalorienbedarfs miteinbezogen werden.

20 bis 30 Jahre	x 1
30 bis 40 Jahre	x 0,97
40 bis 50 Jahre	x 0,94
50 bis 60 Jahre	x 0,86
60 bis 70 Jahre	x 0,79
70 Jahre und mehr	x 0,65

Experten behaupten, dass viele Diäten schlicht Mangelernährungen sind, weil man sich hierbei einseitig ernährt. Kaum jemand hält solche Rosskuren länger durch. Meist kommt es nach Reduktionsdiäten zum unerwünschten Jo-Jo-Effekt, das heißt zur schnellen Gewichtszunahme nach dem Abnehmen.

Der wesentliche Erfolgsfaktor einer Diät ist der Lerneffekt – eine nachhaltige Umstellung auf einen gesunden Lebensstil. Typ-2-Diabetiker sollten ihr Zielgewicht deshalb durch kalorienbewusste und abwechslungsreiche Ernährung sowie ausreichend körperliche Aktivität Schritt für Schritt erreichen und nicht auf Hungerkuren setzen.

LOGI – Abnehmen mit Genuss

LOGI bedeutet »Low Glycemic and Insulinemic«, zu Deutsch: »niedriger Blutzucker- und Insulinspiegel«. Durch die LOGI-Methode werden starke Blutzuckerschwankungen und -spitzen vermieden, der Insulinspiegel im Blut bleibt relativ niedrig, und somit wird Stoffwechselentgleisungen effektiv vorgebeugt.

LOGIsche Ernährung ist einfach. Das zeigt der Blick auf die Ernährungspyramide. Man isst am meisten von den Nahrungsmitteln auf der untersten Ebene und am wenigsten von den Nahrungsmitteln auf der obersten Ebene. Es geht vor allem darum, den Konsum an Kohlenhydraten zu verringern. Das ist bei Übergewicht, Adipositas, Fettstoffwechselstörungen, zu hohen Cholesterin- und/oder Triglyceridwerten, bei metabolischem Syndrom und Diabetes Typ 2 von großer Bedeutung. Durch LOGI werden Sie nicht nur zum gesundheitsbewussten Gourmet, Sie bewegen sich ganz nebenbei auf die schlanke Linie zu.

TIPP

Lassen Sie sich Zeit beim Essen und kauen Sie jeden Bissen genussvoll. So lernt Ihr Geschmackssinn auch ganz neue Genüsse kennen und schätzen. Wer beim Essen ganz bei der Sache ist, wird kein Sättigungsproblem haben. Und das ist langfristig der Weg zum schlanken Körper!

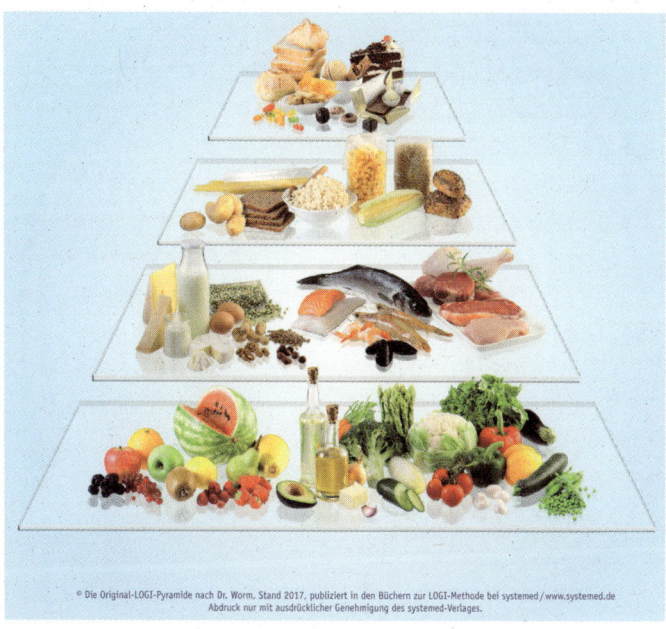

© Die Original-LOGI-Pyramide nach Dr. Worm, Stand 2017, publiziert in den Büchern zur LOGI-Methode bei systemed / www.systemed.de
Abdruck nur mit ausdrücklicher Genehmigung des systemed-Verlages.

LOGI-Pyramide nach Dr. Nicolai Worm, aus:
»Die LOGI-Methode: Glücklich und schlank«, systemed Verlag

So funktioniert das LOGI-Prinzip

Das LOGI-Prinzip ist leicht zu begreifen und in der Praxis
einfach durchzuführen:

- Gemüse und Obst (außer Bananen und extrem süße
  Früchte) sowie gesunde Öle sind die Basis.
  Es gilt das Prinzip »5 am Tag«:
  Essen Sie möglichst zwei Portionen Obst und drei
  Portionen Gemüse pro Tag.

- Die LOGI-Ernährung ist gesund und reich an Ballaststoffen, Vitaminen, Mineralstoffen und sekundären pflanzlichen Schutzstoffen.
- Es werden Öle mit hochwertigen Fettsäuren verwendet und eiweißreiches, mageres Fleisch gegessen.
- Der Anteil an Nahrungsmitteln mit hoher glykämischer Last (GL) wie z. B. Weißmehl, Kartoffeln, Reis, Teigwaren, Cornflakes und Zucker wird verringert.
- Der hohe Eiweißanteil und die Ballaststoffe aus Gemüse und Obst sättigen nachhaltig, sodass Sie im Laufe der Zeit automatisch weniger essen, ohne sich einschränken zu müssen.
- Bei LOGI werden Nahrungsmittel so kombiniert, dass Sie viele Vitamine und Mineralstoffe aufnehmen: Sie essen reichlich Obst, Gemüse, Fleisch und Fisch. Obstsorten mit hohem Wasser- und Ballaststoffanteil wie etwa Äpfel, Beeren, Birnen oder Orangen sind günstig. Sie enthalten weniger Zucker, und die Ballaststoffe verlangsamen den Blutzuckeranstieg.

TIPP

Diabetes-Patienten sollten am besten prüfen, wie ihre Werte auf bestimmte Obstsorten reagieren, indem sie den Blutzucker kurz vor dem Verzehr und eine Stunde danach messen.

Top Ten: LOGI-like essen

1. Essen Sie mindestens fünf Portionen Obst (zweimal) und Gemüse (dreimal) am Tag.

2. Bevorzugen Sie hochwertiges mageres Fleisch aus artgerechter Produktion.

3. Essen Sie regelmäßig fetten Seefisch wie Lachs, Makrele, Hering oder Sardine.

4. Benutzen Sie hochwertige Fette: Oliven-, Raps- oder Walnussöl und als Streichfett Butter.

5. Essen Sie möglichst selten bzw. nur kleine Portionen stärke- und zuckerreiche Lebensmittel (Kartoffeln, Nudeln, Reis, Mais).

6. Wenn Sie naschen wollen, am besten zu oder nach einer Hauptmahlzeit.

7. Essen Sie bei jeder Mahlzeit ein eiweißreiches Lebensmittel – ob tierisches oder pflanzliches Eiweiß, ist dabei unerheblich.

8. Vermeiden Sie die Kombination zucker- und fettreicher Lebensmittel.

9. Essen Sie hauptsächlich Lebensmittel mit geringer Blutzuckerwirkung bzw. niedriger glykämischer Last (GL). Ideal ist eine tägliche glykämische Last von maximal 80 (siehe Seite 100).

10. Trinken Sie ausreichend (vor allem reines) Wasser – und bewegen Sie sich viel.

LOGIsche Ernährungstipps

Getränke: Ungesüßter Kaffee und Tee zum Frühstück, für zwischendurch frisch gepresste und mit Wasser verdünnte Fruchtsäfte oder ungesüßte Fruchtsaftprodukte, Alkohol in Maßen, trockene Weine.

Frühstück: Geringe Mengen von Vollkornprodukten (Brot, Brötchen, Flocken, ungezuckertes Müsli) mit Milch. Beachten Sie den Kohlenhydratanteil und die glykämische Last (GL)! Meiden Sie Honig und Marmelade, bevorzugen Sie lieber fettarme Wurst, kalten Braten, Schinken, Käse, Quark, Tomaten, Gurken und jede Art von (nicht zu süßem) Obst.

Snacks: Hart gekochte Eier, Obst und Gemüse, saure Gurken, kaltes Fleisch, Geflügel, Fisch und Nüsse. Für unterwegs eignen sich Nüsse jeder Art, Äpfel, Bananen und Gurken. Greifen Sie bei Süßattacken zu schwarzer Edelbitterschokolade (70 % Kakaogehalt).

Knackige Nüsse, aromatische Kräuter, buntes Gemüse und frisches Obst sind lecker und gesund – LOGIsch!

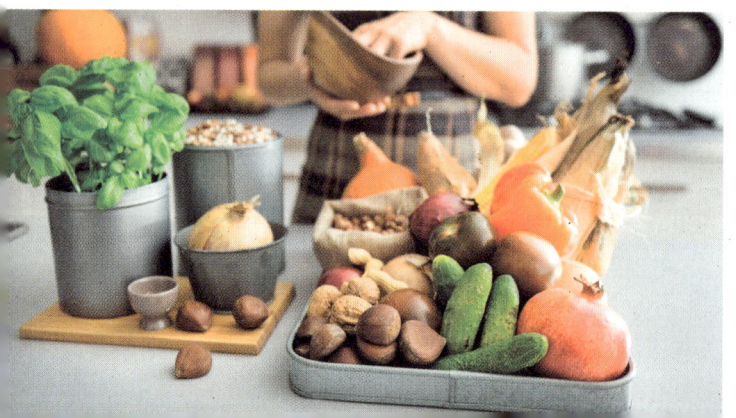

Mittagessen: Klare Suppen, bevorzugt Gemüsesuppen ohne Kohlenhydrateinlage; Fleisch-, Fisch- und Geflügelgerichte mit Gemüsebeilage; keine stärkereichen Sättigungsbeilagen; kein Brot; Extraportion Gemüse oder Salat.

Nachspeisen: Quark, Obstsalat, Kompott, Käse mit Obst.

Abendessen: Gemüsesuppen; Käse mit Tomaten, Paprika oder Gurken; kaltes Fleisch mit Früchten; kalter Fisch mit Tomaten, Paprika oder Gurken.

Für unterwegs: Hamburger ohne oder nur mit einem halben Brötchen, Falafel (Kichererbsenbällchen), Eintöpfe mit Hülsenfrüchten, klare Asia-Suppen mit Fleisch oder Geflügel, Asia-Eintöpfe, Obst, Joghurt und Buttermilch (ungezuckert), Nüsse und Edelbitterschokolade.

VORTEILE DER LOGISCHEN ERNÄHRUNG INFO

- Langsame, aber stetige Gewichtsreduktion
- Verbesserter Fettstoffwechsel
- Kein Jo-Jo-Effekt
- Genuss durch Abwechslung
- Großartiger Energieboostereffekt (»Fettverbrennung«)
- Bestmögliche Sättigung
- Kalorienarmut
- Beste Nahrungsqualität
- Keine Gesundheitsrisiken

Gesunde Nährstoffe

Vitamine und Antioxidantien spielen eine wichtige Rolle für die Gesundheit, da sie als Radikalenfänger fungieren. Schließlich ist auch die richtige Auswahl, Qualität und Quantität der Lebensmittel mit den energiereichen Nährstoffen Fett, Eiweiß und Kohlenhydraten wichtig für eine ausgewogene Ernährung.

Vitamine, Antioxidantien und Mineralstoffe

Vitamine sind lebenswichtige Substanzen, die der menschliche Körper nicht selbst herstellen kann. Sie müssen deshalb aus der Nahrung kommen. Ausnahmen sind Vitamin K und Folsäure, die im Darm von Bakterien produziert werden. In der Regel ist bei einer Ernährung mit ausgewogener gemischter Kost Vitaminmangel nicht zu erwarten. Risikofaktoren wie Rauchen oder übermäßiger Alkoholkonsum sowie akute und chronische Krankheiten können jedoch einen Vitaminmangel verursachen.

Antioxidantien sind Radikalenfänger, die für die Gesundheit von besonderer Bedeutung sind: Betacarotin/Provitamin A, Vitamine C und Vitamin E. Um gesund zu bleiben, kommt es auf das Gleichgewicht zwischen oxidativen (freie Radikale) und antioxidativen Kräften an (Radikalenfänger). Körpereigene Antioxidantien, Vitamine, Spurenelemente und Enzyme helfen dabei, zu viele freie Radikale unschädlich zu machen.

WELCHE VITAMINE BRAUCHT DER KÖRPER?

INFO

Man unterscheidet fettlösliche Vitamine, die im Organismus gespeichert werden können, und wasserlösliche Vitamine, die über die Nieren mit dem Urin ausgeschieden werden.

Fettlösliche Vitamine: Vitamin A, Vitamin D, Vitamin E, Vitamin K

Wasserlösliche Vitamine: Vitamin B_1, Vitamin B_2, Vitamin B_6, Vitamin B_{12}, Vitamin C, Folsäure, Biotin, Niacin, Pantothensäure, Betacarotin

Betacarotin

Betacarotin (Provitamin A) ist eine Vorläufersubstanz von Vitamin A, das die Seh- und Abwehrkraft stärkt. Provitamin A wird im Darm und in der Leber in vollwertiges Vitamin A umgewandelt. Betacarotin und Vitamin A unterscheiden sich in einem Punkt deutlich: Letzteres ist in hoher Dosis giftig, Betacarotin nicht. Betacarotin hat hautschützende Wirkung (Schutz vor Sonnenstrahlung), kann das Risiko für Krebserkrankungen verringern, altersabhängigen körperlichen und geistigen Abbauprozessen vorbeugen, wirkt antioxidativ, stärkt das Abwehr- und das Herz-Kreislauf-System.

INFO

BETACAROTIN – QUELLEN

Getreide: Mais
Hülsenfrüchte: Bohnen, Erbsen, Linsen
Gemüse: Brokkoli, Grünkohl, Mangold, Möhren, Spinat, Steckrüben, Süßkartoffeln, Wirsing
Gewächse und Kräuter: Dill, Feldsalat, Fenchel, Petersilie
Früchte: Aprikosen, Mango, Melonen, Mirabellen, Pfirsiche

Betacarotin – Küchentipps

- Betacarotin ist nur zusammen mit Fett für den Körper verwertbar!
- Bevorzugen Sie frische Produkte.
- Carotinoide werden durch lange Lagerung und Licht unwirksam.

Vitamin C

Vitamin C stärkt das Nerven- und Immunsystem, den Fettstoffwechsel, die Hormon- und Enzymaktivierung, die Kollagenbildung im Bindegewebe und die Verdauung. Antioxidatives Vitamin C fängt Sauerstoffradikale ab, schützt vor Eiweißverzuckerung in den Blutgefäßen (Glykierung bei Diabetes mellitus), übermäßiger Blutfettbildung und neutralisiert Umweltgifte und Schadstoffe in Lebensmitteln.

INFO

VITAMIN C – QUELLEN

Gemüse: Blumenkohl, Brokkoli, Grünkohl, Kartoffel, Kohlrabi, Mangold, Meerrettich, Rettich, Rosenkohl, Spinat, Tomate, Weißkohl, Wirsing
Gewächse und Kräuter: Fenchel, Kresse, Lauch
Früchte: Ananas, Apfel, Banane, Brombeere, Camu Camu, Clementine, Erdbeere, Hagebutte, Grapefruit, Guave, Heidelbeere, Himbeere, Kirsche, Kiwi, Mandarine, Mango, Orange, Papaya, Pfirsich, rote Johannisbeere, Sanddorn, Stachelbeere, Zitrone

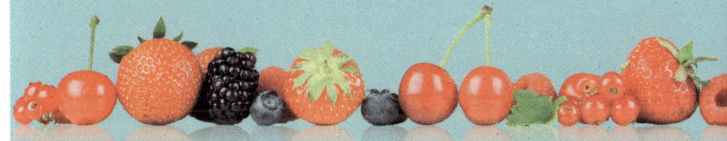

Vitamin C – Küchentipps

🩸 Essen Sie reichlich rohes Gemüse und Obst, gut gewaschen und ungeschält.

🩸 Vitamin C wird durch Hitze zerstört!

🩸 Bevorzugen Sie frisches Gemüse und Obst, am besten aus regionalem Anbau.

🩸 Zu lange Lagerung vermindert den Vitamin-C-Gehalt.

🩸 Benutzen Sie bei der Zubereitung von Speisen nur wenig Wasser, damit das Vitamin C nicht zerstört wird.

🩸 Lassen Sie das Wasser kochen, und geben Sie erst dann das Gemüse kurz hinein.

Vitamin E

Vitamin E ist ein fettlösliches Vitamin. Das natürlich vorkommende D-Tocopherol neutralisiert ähnlich wie Vitamin C als starkes Antioxidans die Wirkung von Sauerstoffradikalen und beeinflusst den Fettstoffwechsel günstig. Es kann Arteriosklerose, Herz-Kreislauf- und

---

INFO

VITAMIN E – QUELLEN

Pilze: Champignon, Morchel, Pfifferling, Steinpilz
Hülsenfrüchte: Erbsen
Gemüse: Grünkohl, Paprika, Rotkohl, Schwarzwurzel, Spargel, Spinat, Süßkartoffel, Weißkohl
Gewächse und Kräuter: Avocado
Früchte: schwarze Johannisbeeren
Nüsse/Ölsamen: Haselnuss, Mandeln

Vitamin E – Küchentipps

- Pflanzenöle sind nährstoffreicher und enthalten mehr Vitamin E als andere fettreiche Lebensmittel tierischer Herkunft (etwa Wurst).
- Bevorzugen Sie kalt gepresste Pflanzenöle.
- Bewahren Sie Pflanzenöle unbedingt in dunkel getönten Flaschen auf.
- Die besten pflanzlichen Öle sind Olivenöl, Weizenkeimöl und Sonnenblumenöl.

Krebserkrankungen vorbeugen und vor degenerativen Prozessen im Alter schützen.

Vitamin D

Vitamin D entsteht im Körper unter dem Einfluss der ultravioletten Strahlung des Sonnenlichts aus Provitaminen: Provitamin D_2 kann mit pflanzlichen Nahrungsmitteln aufgenommen und Provitamin D_3 dann von der Leber produziert werden. Vitamin D wird aus einer Vorstufe des Fettstoffs Cholesterin hergestellt, der im Körper reichlich vorhanden ist. Es wird zunächst in die Haut transportiert, wo es der Sonnenbestrahlung ausgesetzt ist. Die Strahlung bewirkt eine Umwandlung von Cholesterin in Vitamin D (Cholecalciferol), das dann in die Leber gebracht und dort in Calcidiol umgewandelt wird.

Erst in den Nieren erreicht Vitamin D die endgültige aktive Form (Calcitriol) und wird dann bei Bedarf ins Blut abgegeben. Die Ausschüttung von Vitamin D aus den Nieren hängt direkt vom Calciumgehalt des Blutes ab: Ist dieser niedrig, wird die Produktion von Vitamin D verstärkt; ist wieder genug Calcium vorhanden, wird die Vitamin-D-Produktion gedrosselt. Calcium ist ein wichtiger Baustoff für Knochen. Abnorme Calciumspiegel im Blut stören den Knochenstoffwechsel.

Mit Vitamin-D-haltigen Nahrungsmitteln (z. B. Avocado, Shiitake-Pilze, fetter Seefisch) allein kann der tägliche Vitamin-D-Bedarf nicht gedeckt werden!

INFO

VITAMIN D – QUELLEN

Nahrungsmittel	Vitamin-D_2-Gehalt (pro 100 g)
Shiitake-Pilze, an der Sonne getrocknet	1600 IE
Avocado	140–200 IE
Shiitake-Pilze, frisch	100 IE

Selen

Selen ist Bestandteil wichtiger Enzyme und wird im Körper anstelle von Schwefel in Aminosäuren, etwa Cystein und Methionin, eingebaut. Insbesondere spielt das Metalloenzym Glutathionperoxidase eine wichtige Rolle als körpereigener antioxidativer Schutzfaktor gegen Sauerstoffradikale.

Darüber hinaus sind selenhaltige Enzyme für den Schilddrüsenstoffwechsel und das Immunsystem von Bedeutung. Insbesondere Fleisch und alle Meerestiere enthalten reichlich Selen. Getreide und Hülsenfrüchte sind gleichfalls selenreich. Der Selengehalt von Nahrungsmitteln ist vom Boden im Anbaugebiet abhängig.

Weitere Mineralstoffe

Phosphor, Magnesium und Calcium sind wichtig für die Knochen- und Zahngesundheit. Natrium spielt eine bedeutende Rolle für den Wasserhaushalt. Eisen wird für die Produktion von roten Blutkörperchen benötigt. Jod ist erforderlich für die Produktion von Schilddrüsenhormonen.

Kohlenhydrate

Kohlenhydrate sind eine wichtige Energiequelle und in fast allen pflanzlichen Lebensmitteln enthalten. Bei der Verdauung von Kohlenhydraten entsteht Zucker (Glukose), der dann ins Blut gelangt. Er ist der Brennstoff, der Körper und Geist fit macht. Die Organe und vor allem das Gehirn verbrauchen ständig Zucker. Damit immer genügend vorhanden ist, wird der Blutzucker von einem ausgeklügelten System kontrolliert, woran die Hormone Insulin und Glukagon beteiligt sind. Die Zuckerversorgung sollte möglichst gleichmäßig sein. Zu hohe und zu niedrige Blutzuckerspiegel belasten den Stoffwechsel. Steigt der Zuckerspiegel an, schüttet die Bauchspeicheldrüse Insulin aus, das Organe und Muskeln für Zuckerenergie aufnahmefähig macht. So stehen sofort oder für später Energiereserven zur Verfügung.

Je nachdem, wie kohlenhydratreiche Lebensmittel beschaffen sind, gelangt Glukose langsam oder schnell ins Blut: bei Vollkornprodukten sehr langsam, bei Teigwaren aus Weißmehl schneller und bei Traubenzucker sehr schnell. Man spricht deshalb von »schnellen« und »langsamen« Kohlenhydraten in Lebensmitteln. Werden überwiegend schnelle Kohlenhydrate konsumiert, führt dies jedes Mal zum Blutzuckeranstieg und

zur Insulinausschüttung. Wird ein solches Ernährungs-
muster jahrelang beibehalten, schwankt der Blutzuckerspiegel ständig. Man nimmt dann leichter zu, da Insulin
die Fettbildung im Körper fördert. Zudem reagieren die
Körpergewebe zunehmend unempfindlicher auf Insulin,
was zur Insulinresistenz führen kann, dem Vorstadium
von Diabetes mellitus.

Glykämische Last und glykämischer Index

Der glykämische Index (GI) kennzeichnet die Blutzuckerwirkung von Nahrungsmitteln. Die glykämische Last (GL)
berücksichtigt neben dem glykämischen Index (GI) auch
die Kohlenhydratmenge der Lebensmittel, wovon die
erforderliche Insulinmenge zur Senkung des Blutzuckers
abhängig ist. Demnach zeigt die GL die tatsächliche
Blutzucker- und Insulinwirkung viel realistischer, denn
der GI ist ein von der Menge unabhängiger fester Wert.
Angaben zu den GL- und GI-Werten verschiedener
Nahrungsmittel finden Sie auf der Webseite der Deutschen Gesellschaft für Ernährung e. V. (www.dge.de).

> GL-Berechnung:
>
> $$\frac{(\text{GI des Lebensmittels x Kohlenhydratmenge des Lebensmittels pro Portion in Gramm})}{100}$$
>
> GL-Bewertung:
> niedrige GL: bis 10; mittlere GL: 11 bis 19;
> hohe GL: ab 20.

INFO

KOHLENHYDRATE – ERNÄHRUNGSTIPPS

- Bevorzugen Sie Kohlenhydrate aus Vollkornprodukten.
- Stärkereiche gekochte Lebensmittel wie Kartoffeln, Reis oder Nudeln belasten den Zuckerstoffwechsel nicht so stark, wenn sie abgekühlt sind.
- Meiden Sie hochkalorische Lebensmittel mit schnellen Kohlenhydraten (hoher glykämischer Index/GI) und geringem Nährstoffgehalt: Kuchen, Eis, Süßigkeiten und Chips.
- Meiden Sie insbesondere Cola- und Limonadengetränke sowie Fruchtnektar.

Ballaststoffe

Der Sammelbegriff Ballaststoffe (Faserstoffe) betrifft die unverdaulichen Bestandteile von Nahrung pflanzlicher Herkunft. Ballaststoffe regulieren den Stuhlgang, senken den Cholesterinspiegel im Blut, schützen das Herz und sind vor allem für Diabetiker sehr empfehlenswert. Es handelt sich im Prinzip um Kohlenhydrate, die für den Dünndarm unverdaulich sind. Deshalb werden sie nicht direkt verstoffwechselt. Allerdings fermentieren Mikroorganismen im Dickdarm den Großteil der Ballaststoffe. Dort werden sie in kurzkettige Fettsäuren umgewandelt und sind dann verwertbar. Darüber hinaus haben unverdauliche Faserstoffe ein hundertfaches Wasserbindungsvermögen. Sie können Giftstoffe unschädlich machen und Gallensalze binden. Ballaststoffe sind auch an der Aktivierung von Hormonen beteiligt.

Da Ballaststoffe in Verbindung mit Wasser aufquellen, verstärken sie das Sättigungsgefühl im Magen und erhöhen das Stuhlvolumen im Darm, wodurch der Druck auf die Darmwände zunimmt. Das regt die Darmbewegung (Peristaltik) an und verkürzt die Verweildauer der Ballaststoffe im Darm, dadurch werden Schadstoffe rascher ausgeschieden.

INFO

BALLASTSTOFFE IN PFLANZLICHEN LEBENSMITTELN

Getreide: Dinkel, Gerste (entspelzt), Grünkern, Hafer (entspelzt), Roggen, Weizen
Gemüse: Brokkoli, Fenchel, Knollensellerie, Rosenkohl, Weißkohl
Obst: Brombeeren, Heidelbeeren, Himbeeren, Johannisbeeren, Kiwi
Nüsse/Ölsaaten: Erdnuss, Haselnuss, Kokosnuss, Mandeln, Paranuss

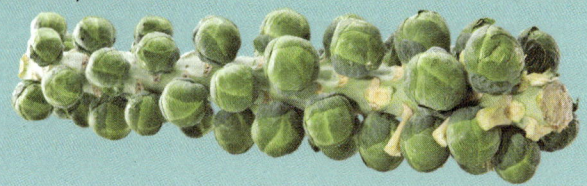

Eiweiß

Eiweiß (Protein) ist eine Grundsubstanz von Zellen. Zur Produktion der Proteine werden 20 verschiedene Aminosäuren benötigt. Acht Aminosäuren kann der Körper nicht selbst herstellen. Diese essenziellen Aminosäuren müssen aus der Nahrung kommen. Empfohlen wird die tägliche Eiweißaufnahme von 0,8 Gramm pro Kilogramm Körpergewicht. Wer sich ausgewogen ernährt, nimmt etwa acht bis zehn Prozent der Nahrungsenergie in Form von Eiweiß auf.

In tierischen Lebensmitteln sind besonders viele essenzielle Aminosäuren enthalten. Eier liefern Protein und weitere wichtige Nährstoffe wie Vitamin D. Cholesterin und Fett finden sich nur im Eigelb.

Geflügelfleisch enthält weniger Eisen als anderes Fleisch, aber vergleichbar viel Eiweiß und soll gesünder sein als rotes Fleisch (Rind, Schwein, Lamm), das Protein, Eisen, Zink und Vitamin B_{12} liefert. Fisch und Meeresfrüchte sind sehr empfehlenswert. Zusätzlich nimmt man wertvolle mehrfach ungesättigte Fettsäuren, D- und B-Vitamine sowie das Spurenelement Jod auf.

Dennoch können auch Vegetarier und Veganer mit einer ausgewogenen Ernährung ihren Eiweißbedarf decken. Hanf, Soja und Lupinen sind besonders reich an essenziellen Proteinen und sollten deshalb regelmäßig auf dem Speiseplan stehen. Wer pflanzliches Eiweiß bevorzugt, profitiert von sekundären Pflanzenstoffen, Vitaminen und pflanzlichen Fettsäuren.

EIWEISS IN PFLANZLICHEN LEBENSMITTELN

Getreide/Pseudogetreide: Amaranth, Buchweizen, Gerste, Hafer, Hanf, Hirse, Mais, Reis, Roggen, Quinoa, Weizen
Hülsenfrüchte: Bohnen, Erbsen, Linsen, Lupinen, Sojabohnen
Gemüse/Pflanzen: Grünkohl, Ingwer, Kartoffeln, Rosenkohl
Nüsse/Ölsamen: Cashewnuss, Erdnuss, Haselnuss, Leinsamen, Mandeln, Pinienkerne, Sonnenblumenkerne, Walnuss
Sojaprodukte: Tofu, Sojamehl
Algen: Chlorella, Spirulina

Fette

Fett ist der energiereichste Nährstoff. Mehrfach ungesättigte Fettsäuren sind Bestandteile von Zellmembranen. Sie sind für Botenstoffe erforderlich, die den Blutdruck, Entzündungsprozesse, die Blutgerinnung und den Fettstoffwechsel regulieren. Die Vitamine A, D, E und K werden in Verbindung mit Fett besonders gut aufgenommen.

Mehrfach ungesättigte Fettsäuren

Hierbei handelt es sich um Omega-3-Fettsäuren wie Alpha-Linolensäure und Omega-6-Fettsäuren wie

Linolsäure. Beide sind essenzielle Fettsäuren, die aus der Nahrung kommen müssen. Sie helfen bei der Bekämpfung von Giftstoffen, Bakterien, Viren, karzinogenen sowie allergenen Substanzen und schützen die Körperzellen.

Fettes Öl vom Hochseefisch enthält Omega-3-Fettsäuren und gilt als gutes Mittel, um Herzinfarkt und Schlaganfall vorzubeugen.

Langkettige Omega-3-Fettsäuren sind zur Energieversorgung der Augen und des Gehirns nötig. Die Omega-3-Fettsäuren Eicosapentaensäure (EPA) und Docosahexaensäure (DHA) finden sich vor allem in fettreichen Meeresfischen, wie Makrelen, Thunfisch, Lachs und Hering. Lachs enthält etwa 30 bis 35 Prozent Omega-3-Fettsäuren.

Makrelen sind neben Hering, Thunfisch, Sardine und Lachs ausgezeichnete Omega-3-Lieferanten.

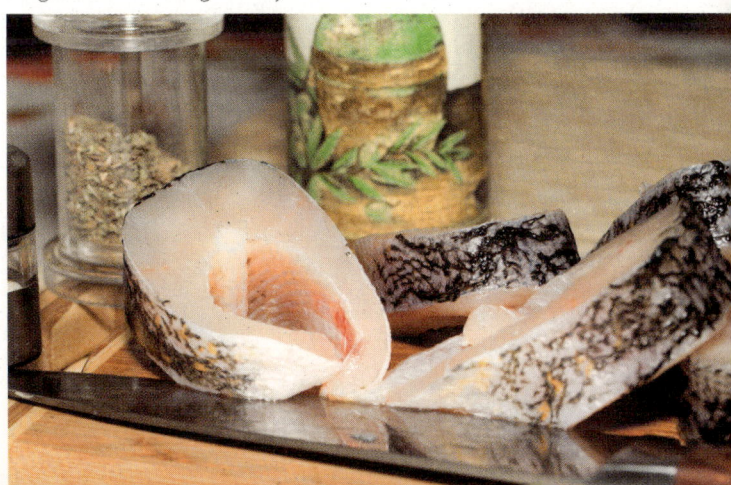

Einfach ungesättigte Fettsäuren

Diese können im Körper selbst produziert werden. Wer statt Fleisch und Milchprodukten einfach ungesättigte Fettsäuren in Oliven- und Rapsöl bevorzugt, lebt besonders gesund, da man zusätzlich antioxidatives Vitamin E bekommt.

INFO

FETTE IN PFLANZLICHEN LEBENSMITTELN

Omega-3-Fettsäuren
Pflanzliche Öle und Fette: Leinsamenöl, Margarine, Rapsöl, Sojaöl, Walnussöl
Gemüse: Lauch, Paprika, Spinat
Nüsse/Ölsamen: Leinsamen, Pecan-Nuss, Pinienkerne, Sesamsamen, Walnuss
▶ Unraffiniertes, biologisch angebautes Leinöl enthält circa 55 Prozent Omega-3-Fettsäuren.

Omega-6-Fettsäuren
Pflanzliche Öle: Distelöl, Maisöl, Nachtkerzenöl, Olivenöl, Sonnenblumenöl
Getreide/Pseudogetreide: Hanf
Gemüse: Avocado, Borretsch
Nüsse/Ölsamen: Leinsamen, Pecan-Nuss, Pinienkerne, Sesamsamen, Walnuss

Gutes Essen ist ein Lebenselixier

Zutaten wie knackiges Gemüse und Obst, frische Kräuter und aromatische Gewürze zaubern unterschiedlichste Geschmacksnuancen auf den Teller und verwöhnen so den Gaumen. Gleichzeitig versorgen sie uns mit zahlreichen Nährstoffen, spenden Vitalität und bringen unsere Gesundheit in Schwung. Verwenden Sie deshalb nur naturbelassene und qualitativ hochwertige Produkte – am besten in Bioqualität.

Der Genuss beginnt allerdings nicht erst mit dem Verzehr der wunderbaren Speisen. Betrachten Sie Einkaufen nicht als lästige Aufgabe, schlendern Sie über den Wochenmarkt, erfreuen Sie sich an den Düften, die die Kräuter und andere Waren dort ausströmen. Betrachten Sie das bunte Treiben an den Ständen, gönnen Sie sich einen frisch gepressten Saft am Obststand, probieren Sie sich durch die Antipasti-Theke, und machen Sie den Einkauf zu einem besonderen und entspannenden Erlebnis.

Wenn Sie zu Hause angekommen sind, geben Sie Obst und Gemüse in schöne Schalen, machen Sie sich ans Werk und kredenzen eines der herrlichen Genießermenüs, die Ihnen nachfolgend präsentiert werden. Sie sind einfach nachzukochen und spenden Ihnen mit jedem Bissen mehr Energie und Wohlbefinden!

Menü 1

Dieses Menü ist wie Urlaub auf der Zunge und entführt Sie auf eine Reise in den Süden. Der Zucchinisalat besticht durch seinen frischen Geschmack und die leichte Säure der Johannisbeeren. Das Risotto verblüfft durch die zitronige Note, und der Himbeersmoothie rundet dieses geschmackvolle Menü ab.

Hinweis: Alle Zutaten in den nachfolgenden Rezepten ergeben 4 Portionen!

Zucchinisalat mit Johannisbeeren

Zutaten

600 g Zucchini	Saft einer halben Limette
frische Kräuter nach Wahl	4 EL Olivenöl
und Belieben (z. B. Petersi-	Salz
lie, Basilikum oder Minze)	Pfeffer aus der Mühle
1 Handvoll Johannisbeeren	

Zubereitung

1 Zucchini waschen, putzen und mit dem Gemüseschäler in feine Streifen schneiden.

2 Frische Kräuter waschen, trockenschütteln und zerkleinern. Johannisbeeren waschen, verlesen und zur Seite stellen.

3 Zucchinischeiben in eine Schüssel geben, Limette auspressen und den Saft mit dem Olivenöl über die

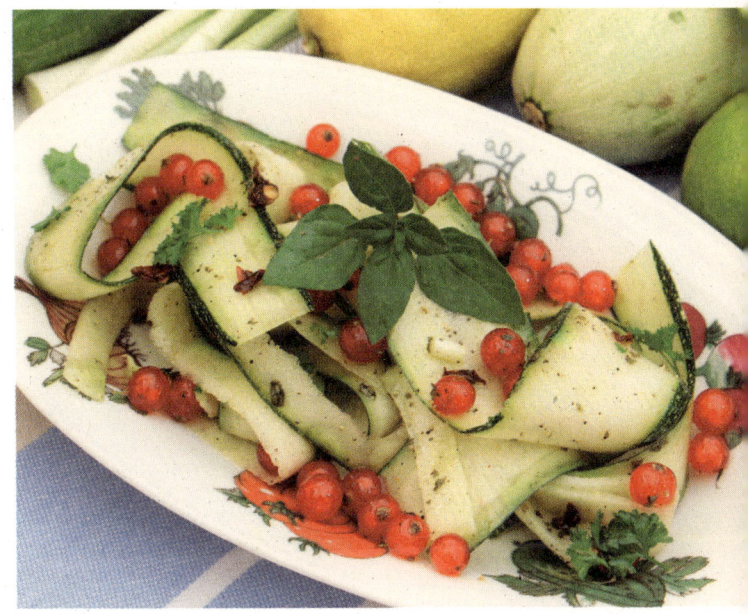

Zucchini träufeln. Anschließend mit etwas Salz und frischem Pfeffer abschmecken und etwa 15 Minuten durchziehen lassen.

4 Kräuter und Beeren dazugeben, alles gut vermischen, auf Tellern anrichten und servieren.

TIPP

Sie können die Zucchinischeiben auch vorher in einer Grillpfanne anbraten. So erhalten Sie ein wunderbares Röstaroma.

Erbsen-Zitronen-Risotto

Zutaten

1 Zwiebel	2 Zitronen
2 EL Olivenöl	60 g Parmesan
200 g Risottoreis	Salz
400 ml Gemüsebrühe	Pfeffer aus der Mühle
250 g Erbsen	

Zubereitung

1 Zwiebel schälen und fein hacken. Olivenöl in eine Pfanne geben, erhitzen und die Zwiebelwürfel darin anschwitzen.

2 Risottoreis hinzufügen und unter Rühren glasig dünsten. Die Hitzezufuhr drosseln und mit zwei Kellen Brühe aufgießen. Sobald der Reis die Flüssigkeit aufgenommen hat, immer wieder erneut zwei Kellen Brühe hinzufügen.

3 Währenddessen Erbsen waschen und putzen (TK-Ware auftauen lassen).

4 Zitronen waschen, trockentupfen und die Schale mit einer Reibe abreiben. Anschließend die Zitrone halbieren, restliche Schale entfernen und die Filets herauslösen.

5 Zitronenabrieb und Erbsen in das Risotto geben und für weitere 10 Minuten köcheln lassen.

6 Am Ende den Parmesan fein reiben, unter das Risotto heben und das Gericht mit Salz und Pfeffer abschmecken.

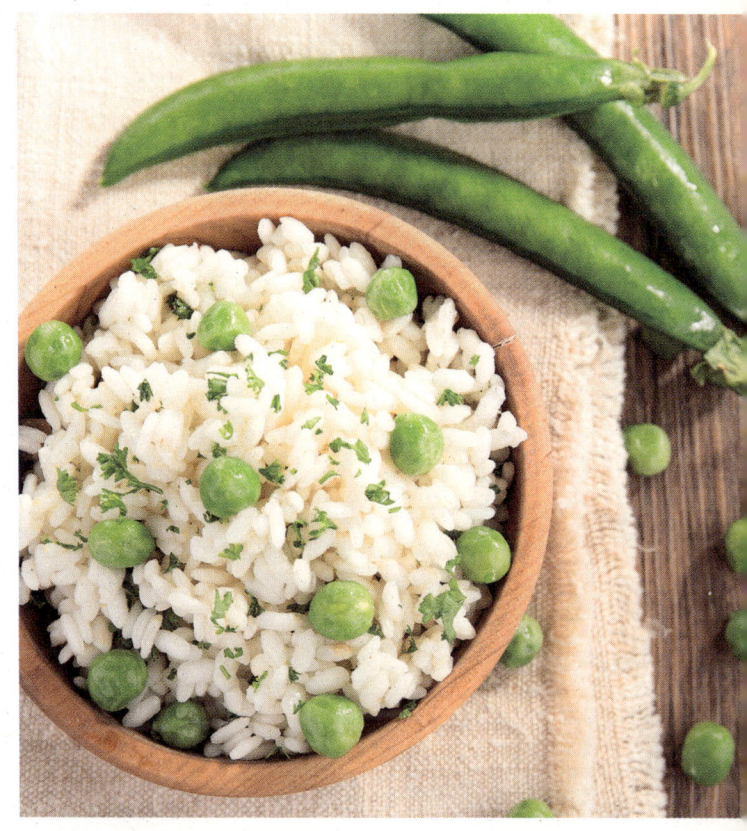

TIPP

Sie können das Gericht mit etwas frischen Kräutern wie z. B. Basilikum, Zitronenmelisse oder Frühlingszwiebeln aufpeppen.

Himbeersmoothie

Zutaten

400 g Himbeeren   1 Vanilleschote
  (frisch oder TK-Ware)   1 EL Honig
600 ml Kefir

Zubereitung

1 Himbeeren waschen, verlesen und zusammen mit dem Kefir in einen Mixer geben.

2 Vanilleschote halbieren, das Mark mit einem Messer herauskratzen und mit dem Honig zu den übrigen Zutaten im Mixer hinzufügen. Die Mischung cremig mixen.

3 Sie können bei Bedarf noch 3 bis 4 Eiswürfel mitmixen. So wird der Himbeerdrink noch erfrischender.

4 Am Schluss füllen Sie den Smoothie in Gläser, garnieren ihn eventuell mit etwas Minze und frischen Beeren und genießen den flüssigen Nachtisch!

TIPP

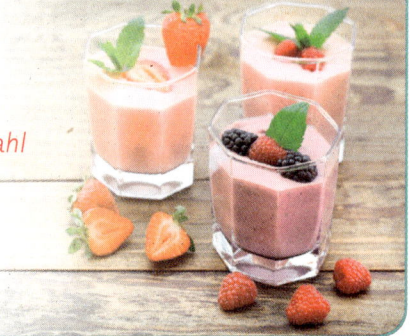

Sie können das Rezept je nach Saison auch umwandeln und in Sachen Früchteauswahl Ihre Kreativität walten lassen.

Menü 2

Wenn sich der Sommer verabschiedet hat und die Tage kälter werden, kommt dieses Menü gerade richtig. Das feine Rauchsalz ist ein besonderes Highlight in der Paprikasuppe und macht sie zu einem Feinschmeckererlebnis. Das Lamm des Hauptgangs und der Kakao der Nachspeise wärmen den Körper.

Rauchiges Paprikasüppchen

Zutaten

6 rote Paprikaschoten	4 EL Olivenöl
200 g Lauch	1 l Gemüsebrühe
1 rote Zwiebel	Rauchsalz
200 g Staudensellerie	Pfeffer aus der Mühle
6 Oreganozweige	

Zubereitung

1 Backofen auf 175 °C Umluft vorheizen.

2 Paprika waschen, halbieren und putzen. Paprikahälften mit der Schale nach oben auf ein mit Backpapier ausgelegtes Backblech geben und etwa 20 bis 25 Minuten im Ofen lassen.

3 Lauch putzen, waschen und in feine Ringe zerkleinern. Zwiebel abziehen und fein würfeln. Sellerie putzen, waschen und ebenfalls klein schneiden.

4 Oregano waschen, trockenschütteln, Blätter abzupfen.

5 Wenn die Paprika fertig geröstet ist, diese aus dem Ofen nehmen, einige Minuten auskühlen lassen und anschließend die Haut abziehen. Die geschälten Paprikahälften zerkleinern und zur Seite stellen.

6 Lauch, Zwiebel und Sellerie in etwas Olivenöl in einem ausreichend großen Topf zwei bis drei Minuten anschwitzen. Oreganoblätter und Paprikastücke hinzufügen, Gemüsebrühe aufgießen und 15 bis 20 Minuten bei mittlerer Hitze köcheln lassen – gelegentlich umrühren. Topf vom Herd nehmen, die Suppe pürieren, mit Rauchsalz und Pfeffer abschmecken. Vor dem Servieren mit einigen Oreganoblättchen garnieren.

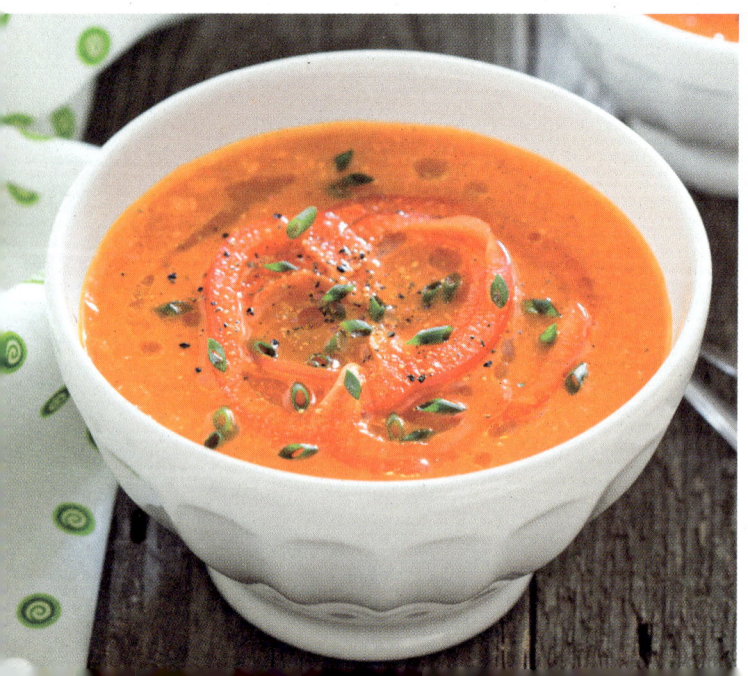

Gegrillte Lammkoteletts mit Mini-Paprika

Zutaten Lammkoteletts

2 Thymianzweige

2 Oreganozweige

2 Rosmarinzweige

4 Knoblauchzehen

8 EL Olivenöl

Pfeffer aus der Mühle

grobes Meersalz

12 Lammkoteletts

Etwas Öl für den Rost

   bzw. die Grillpfanne

Zutaten Beilage

100 g Wildreis

600 g Mini-Paprika

4 EL Olivenöl

grobes Meersalz

Pfeffer aus der Mühle

Zubereitung

1 Kräuter waschen, Blättchen von den Stielen entfernen und klein hacken. Knoblauch schälen und ebenfalls zerkleinern.

2 Kräuter und Knoblauch mit Olivenöl in einer Schüssel vermischen, mit Pfeffer und Salz würzen, die Lammkoteletts mit dieser Marinade bestreichen. Koteletts auf einen Teller geben, eventuell übrig gebliebene Marinade darübergießen, alles mit Folie oder einem Teller abdecken und 2 bis 5 Stunden im Kühlschrank durchziehen lassen.

3 Inzwischen den Wildreis waschen und nach Packungsanleitung etwa 40 Minuten in heißem Wasser garen.

4 Den Rost oder die Grillpfanne mit Öl bestreichen und die Koteletts etwa 10 Minuten auf beiden Seiten grillen,

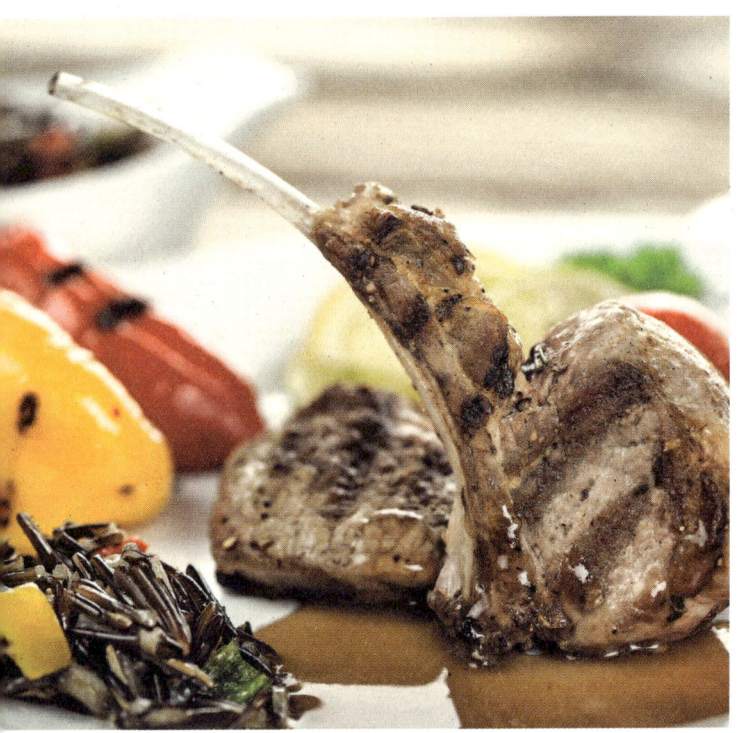

bis sie außen knusprig braun und innen noch fein rosa sind.

5 Die Mini-Paprika waschen, trockenreiben und ebenfalls für 4 bis 5 Minuten auf den Rost geben. Dabei nach 2 bis 3 Minuten wenden. (Sollten Sie keinen Grill haben, können die Paprika auch in einer heißen Pfanne angebraten werden.) Anschließend mit dem groben Meersalz und frischem Pfeffer würzen.

Schokoladen-Chia-Pudding

Zutaten

400 ml Milch (wahlweise
    auch Reismilch, Mandel-
    milch oder Sojamilch)
100 ml Kokosmilch

2 TL Kakao (Rohkakao)
6 EL Chia-Samen
Heidelbeeren, Mandeln
    und Minze als Garnitur

Zubereitung

1 Milch und Kokosmilch mit dem Kakao verrühren. Die Chia-Samen hinzufügen, und die Mischung während der ersten 15 Minuten immer wieder umrühren, so bilden sich keine Chia-Klümpchen.

2 Den Pudding in vier Gläser oder Schüsselchen geben und für mindestens 3 Stunden in den Kühlschrank stellen.

3 Vor dem Servieren mit Minzblättchen, Mandelspalten und frischen Heidelbeeren garnieren.

TIPP

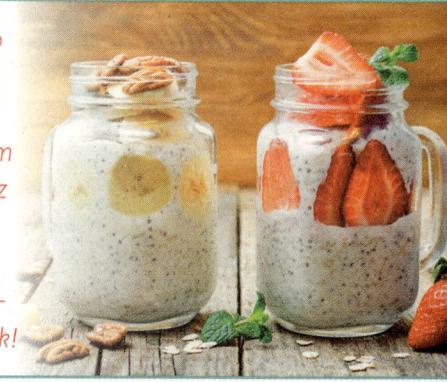

Sie können den Kakao weglassen und den Pudding mit anderen Nüssen sowie anderem Obst verfeinern – ganz wie es Ihnen beliebt. Chia-Pudding ist übrigens auch ein hervorragendes Frühstück!

Menü 3

Feinschmecker aufgepasst! Dieses Menü verwöhnt Ihre Geschmacksknospen, und Sie werden staunen, wie leicht es zuzubereiten ist. Avocado-Lachs-Tatar, gegrillter Schwertfisch und Frozen-Joghurt mit Aprikosen kommen hier auf den Tisch.

Avocado-Lachs-Tatar

Zutaten

600 g Lachsfilet	Meersalz
1 Bund Frühlingszwiebeln	Pfeffer aus der Mühle
1 Zitrone	3 Avocados
4 EL Olivenöl	2 Limetten
1 Schuss Tabasco	

Zubereitung

1 Den Lachs fein würfeln. Frühlingszwiebeln putzen, waschen, fein hacken und mit dem Lachs vermengen.

2 Zitrone auspressen und das Lachstatar mit Zitronensaft, Öl, Tabasco, Salz und Pfeffer abschmecken. Alles in den Kühlschrank geben und etwas durchziehen lassen.

3 Avocados halbieren, entkernen, das Fruchtfleisch mit einem Löffel herausschaben und fein würfeln.

4 Limetten auspressen, Saft über die Avocadostückchen gießen, mit Salz, Pfeffer und etwas Olivenöl abschmecken.

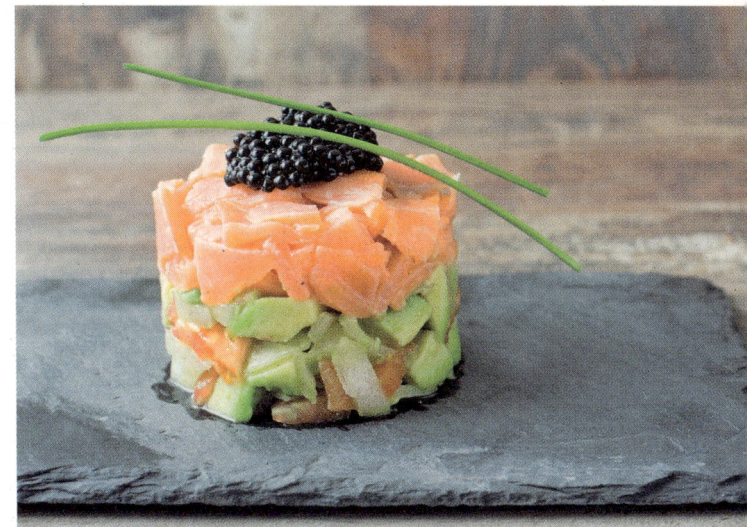

5 Nun erst eine Schicht Avocadotatar in einen Kochring streichen, darauf dann das Lachstatar geben. Falls Sie keinen Kochring zur Hand haben, können Sie auch kleine Fladen formen.

6 Zur Krönung können Sie das Tatar mit einem Löffel-chen Kaviar und etwas Schnittlauch garnieren.

TIPP

Anstelle des Tabascos können fein gehackte Chilis in das Tatar gegeben werden. Außerdem passen auch frische Kräuter wie Dill, Schnittlauch oder Koriander fantastisch in die Tatarmischungen.

Schwertfisch vom Grill mit Thymiankartoffeln

Zutaten Schwertfisch

4 Schwertfischsteaks (je ca. 200 g)	1 Zitrone
2 EL frische Thymianblättchen	2 Knoblauchzehen
100 ml Olivenöl	Meersalz
	Pfeffer aus der Mühle
	Olivenöl für den Grill

Zutaten Thymiankartoffeln

400 g neue Kartoffeln	4 EL Olivenöl
2 Knoblauchzehen	Meersalz
3 EL frische Thymianblättchen	Pfeffer aus der Mühle

Zubereitung

1 Schwertfischsteaks unter fließendem Wasser abspülen und trockentupfen. Thymian waschen, trockenschütteln, die Blättchen von den Stielen zupfen und mit dem Olivenöl im Mörser zerkleinern.

2 Zitrone waschen, trocknen, die Schale abreiben, halbieren und entsaften. Saft und Abrieb in eine Schale geben und mit der Thymian-Olivenöl-Mischung vermengen.

3 Knoblauch schälen, fein hacken und zur Zitronen-Kräuter-Marinade hinzufügen.

4 Schwertfischsteaks mehrmals in der aromatischen Marinade wenden und abgedeckt für 2 Stunden kalt stellen. Nach etwa einer Stunde die Steaks wenden.

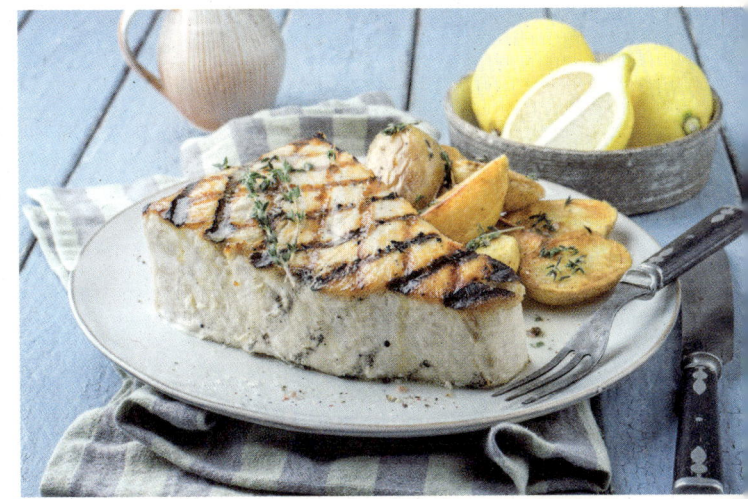

5 Den Grill oder die Grillpfanne mit etwas Olivenöl ein-streichen und die Schwertfischsteaks je nach Dicke von jeder Seite 2 bis 3 Minuten grillen.

6 Den Backofen auf 200 °C Ober-/Unterhitze vorheizen. Kartoffeln bürsten und waschen, trockentupfen und längs halbieren oder vierteln.

7 Knoblauch schälen, fein hacken. Thymianblättchen von den Stielen entfernen, hacken und mit Öl, Salz und Knoblauch in einer Schale vermengen, die Kartoffelstü-cke darin marinieren.

8 Ein Backblech mit Backpapier auslegen, die Kartof-feln gleichmäßig verteilen und 20 Minuten im Backofen garen lassen. Abschließend etwa 5 Minuten bei 250 °C Oberhitze bzw. unter dem Grill grillen.

Frozen-Joghurt mit Aprikosen

Zutaten

1 Vanilleschote	½ Limette
750 g Joghurt (3,5 % Fett)	2 EL Honig
1 Blatt weiße Gelatine	4 Aprikosen

Zubereitung

1 Vanilleschote längs halbieren, das Mark mit einem Messer herauskratzen und mit dem Joghurt in einer Schüssel sorgfältig verrühren.

2 Gelatine in kaltem Wasser einweichen.

3 Limette auspressen und den Saft in einem Topf bei niedriger Hitze erwärmen. Die Gelatine auspressen, hinzufügen und rühren, bis sich die Gelatine aufgelöst hat, dann vom Herd nehmen.

4 4 Esslöffel der Joghurt-Vanille-Mischung und den Honig damit verrühren, den Rest des Joghurts ebenfalls untermengen.

TIPP

Sollten Sie keine Eismaschine besitzen, geben Sie die Mischung in eine flache Form und stellen diese etwa eine Stunde ins Gefrierfach. Danach muss die Mischung ordentlich umgerührt werden und verweilt für weitere zwei Stunden im Gefrierfach. Das Dessert sollten Sie sogleich genießen, da es Kristalle ansetzt, wenn es zu lange im Gefrierschrank aufbewahrt wird.

5 Das Ganze in der Eismaschine zu Frozen-Joghurt verarbeiten.

6 Aprikosen waschen, entkernen und würfeln.

7 Den Frozen-Joghurt in Schüsselchen geben. Mit den Aprikosenstückchen und eventuell etwas Minze garnieren.

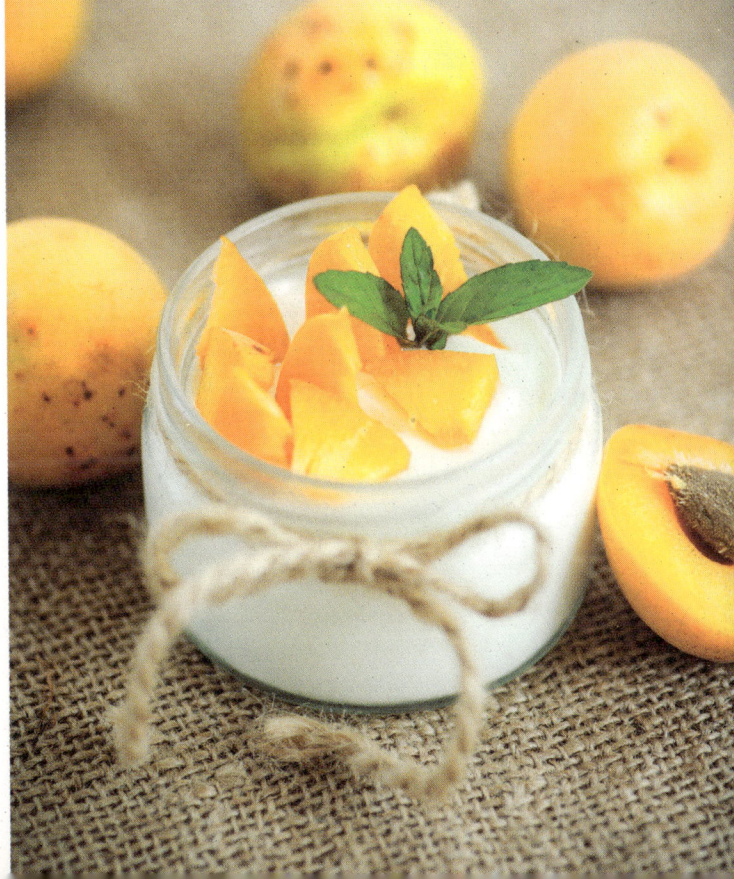

Anhang

Selbsthilfegruppen

Neben Ernährungsumstellung, Bewegung und medika-
mentöser Therapie ist auch der Erfahrungsaustausch
unter Betroffenen von großer Bedeutung. Man lernt, mit
der Erkrankung besser umzugehen, kann sich gegen-
seitig stützen, beraten, Rezepte austauschen, vielleicht
sogar einen Trainingspartner kennenlernen und vieles
mehr. Nutzen Sie diese Chance! Adressen in Ihrer Nähe
erhalten Sie zum Beispiel von Ihrem Arzt oder Diabetes-
Berater, dem Deutschen Diabetiker Bund e. V. oder der
Deutschen Diabetes-Hilfe.

Deutscher Diabetiker Bund e. V.
Goethestraße 27, 34119 Kassel
Tel.: 05 61/7 03 47 70
Fax: 05 61/7 03 47 71
E-Mail: info@diabetikerbund.de
Internet: www.diabetikerbund.de

Deutsche Diabetes Gesellschaft
Reinhardtstraße 31, 10117 Berlin
Tel.: 0 30/3 11 69 37-0
Fax: 0 30/3 11 69 37-20
E-Mail: info@ddg.info
Internet: www.ddg.info

Deutsche Diabetes Stiftung
Staffelseestraße 6, 81477 München
Tel.: 0 89/57 95 79-0
Fax: 0 89/57 95 79-19
E-Mail: info@diabetesstiftung.de
Internet: www.diabetesstiftung.de

Deutsches Diabetes Zentrum DDZ
an der Heinrich-Heine-Universität Düsseldorf
Auf'm Hennekamp 65, 40225 Düsseldorf
Tel.: 02 11/3 38 20
Fax: 02 11/3 38 26 03
Internet: www.ddz.uni-duesseldorf.de

Deutsches Zentrum für Diabetesforschung e. V.
Geschäftsstelle am Helmholtz Zentrum München
Ingolstädter Landstraße 1, 85764 Neuherberg
Tel.: 0 89/31 87 16 19
Fax: 0 89/31 87 22 23
E-Mail: contact@dzd-ev.de
Internet: www.dzd-ev.de

Bund diabetischer Kinder und Jugendlicher e. V.
Diabetes-Zentrum
Hahnbrunner Straße 46, 67659 Kaiserslautern
Tel.: 06 31/7 64 88
Fax: 06 31/9 72 22
E-Mail: kontakt@mein-bdkj.de
Internet: www.bund-diabetischer-kinder.de

Literatur

Levy, Thomas E.: *Heilung des Unheilbaren.*
Kopp Verlag (2. Auflage) 2015

Röcker, Anna Elisabeth: *Mediation für alle.*
Mankau Verlag 2015

Worm, Nicolai: *LOGI-Methode – Glücklich und schlank.*
Systemed Verlag (13. Auflage) 2015

Wormer, Eberhard J.: *Abnehmen mit Wohlfühlfaktor.*
Entspannt zur schlanken Linie.
Lingen Verlag 2016

Wormer, Eberhard J.: *Cholesterin. Gut essen, abnehmen*
und Risiken vorbeugen.
Lingen Verlag 2016

Wormer, Eberhard J.: *Eisen – Das Lebenselement.*
Kopp Verlag 2016

Wormer, Eberhard J.: *Optimale Laborwerte – Durchblick*
bei Herz, Nieren, Schilddrüse & Co.
Lingen Verlag 2016

Wormer, Eberhard J.: *Vitamin D.*
Kopp Verlag (2. Auflage) 2015

Register

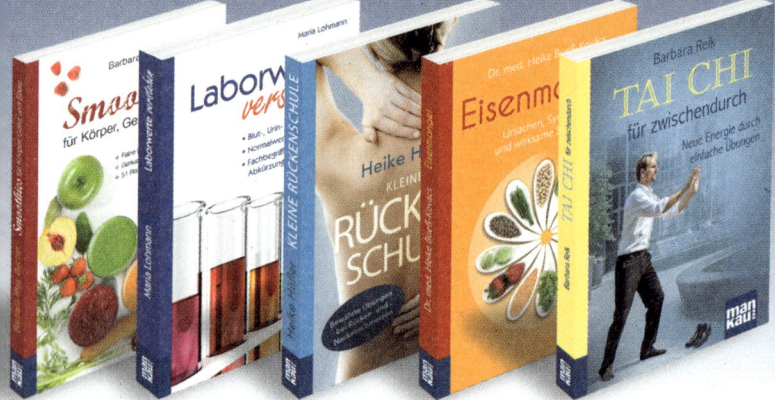

Alle Titel aus unserer Kompakt-Reihe:

Alles auf einen Blick:
www.gesundheit-kompakt.info

Unsere Bücher erhalten Sie bei Ihrem Buchhändler! Besuchen Sie auch unsere Internetseite mit Bestellmöglichkeit, Internetforum, Leseproben, Veranstaltungstipps und Newsletter: **www.mankau-verlag.de**

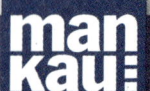